論文から読み解く
看護のエビデンス
20

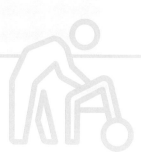

 著 古木 秀明
「看護職のEBM」管理人

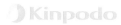 Kinpodo

まえがき

　本書は臨床における普段の看護実践にどのようなエビデンスがあるのかを示すことを大きな目標として執筆しました。

　そしてそれはある程度達成できたとも感じています。
　エビデンスを知った上で看護実践をするということは非常に重要なことだと思うので、「こんなエビデンスがあるんだ」と楽しみながら読んでいただけたら幸いです。

　しかし、「エビデンスがある＝正しいこと」ではありません。

　一つのエビデンスで臨床実践がガラリと変わることは決して多くないからです。
　ある介入に関する論文を検索すると有効という結果も無効という結果も出てくることが数多くあります。

　またエビデンスだけで現場は変わりません。
　それは根拠に基づいた実践（EBP）が現場で軽視されているからという単純な話ではなく、それぞれの現場には様々な組織文化・土壌があり、多様な職種がいて、様々な職位の人がいて、それぞれの利害関係がある、など様々な要素が絡んでいるからです。

　つまり、「エビデンスがあれば正しい」も「エビデンスが無ければ正しくない」も誤りなのです。
　クリアカットに割り切れない部分も感じて頂けたら幸いです。

　そして、看護の現場では「それエビデンスあるの？」「これにはエビデンスがあります！」としばしばエビデンスが「ある」か「ない」かという二値的な語られ方をしますが、実際にはもう少し踏み込む必要があります。

　研究デザインによって、またそれぞれの研究の内容によって、そのエビデンスの強みや弱みがあり、またそもそもエビデンスとして質の高いものもあれば低いものもあり、実践に活かす上ではその吟味が最も重要になるからです。

本書ではその吟味、実践への適用の詳細までは十分に論じられていません。しかしそれでも、エビデンスを知ることは武器になり得ると思います。

　患者との距離も近く、実際に様々な医療行為やケアをする看護職がエビデンスという視座を手に入れられればより良い患者アウトカムが達成できると確信しているからです。

　本書が根拠に基づいた実践（EBP）の、臨床実践へのエビデンスの活用に向けた一歩目を踏み出す人の一助になることを心から願っています。

目　次

chapter 1

chapter 2

Pubmedでの論文の探し方

　本題に入る前に、この本で引用している様々な論文を実際に自分でも確認出来るように文献データベースの使い方を簡潔にまとめます。

　文献データベースにはいくつか有名なものがあるのですが、私は主に、PubMed（パブメド）というデータベースを使っています。

https://pubmed.ncbi.nlm.nih.gov/

PMID

　多くの医学論文がこのデータベースに収載されていて、その一つ一つの論文にPMID（PubMed ID）というものが付与されています。

　このPMIDは非常に便利なもので、例えば以下の文献のPMIDをPubmedの検索窓に入力して検索するとこのPMIDが付与された論文がヒットします。

※Am J Nurs. 2005；105（9）:40‐52.［PMID：16138038］

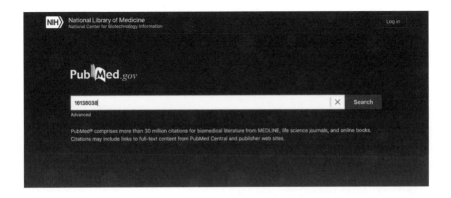

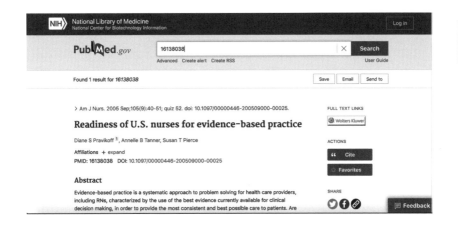

　ですので、学会や研修などで論文が紹介されていて、それをメモする場合、タイトルや著者名、掲載されている雑誌名などをメモしていなくても、PMIDさえメモしていれば簡単にヒットさせることが出来ます。

※ただPMIDの付与は手入力らしいので稀にですがIDが重複していることもあったりします

single citation matcher

　しかし、PMIDが分かっていればこの方法が使えるのですが、本や雑誌などを読んでいることを想定すると、大体は前述の「タイトルや著者名、掲載されている雑誌名は分かっているけどPMIDは分からない」という状況が多いと思います。

　その為やはり雑誌名などからも検索できるようになる必要があります。

　そんな場合は、PubMedのsingle citation matcherという機能を使います。

　ただ、その機能の説明の前に、出典の文字と数字の羅列の読み方について、さっきの論文を例に説明してみます。

（私自身、初めて論文を読んだ時に何がなんだか分からなくてとても困ったので）

Am J Nurs. 2005；105（9）:40 −52．[PMID：16138038]

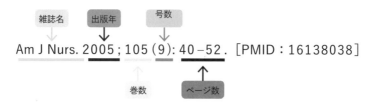

細かな表記は雑誌によって違ったりもするのですが、概ねこんな感じです。

雑誌名はほとんどの場合、略されていて、この Am J Nurs も The American journal of nursing が略されて表記されています。

巻数は年度あたり、号数は冊数あたりの数字で、ページ数は文字通りの意味です。

では、single citation matcher の説明に入ります。

これは特定の1つの論文を検索したい時に使います。

pubmed のトップページの下の方にあるのでクリックしてみましょう。

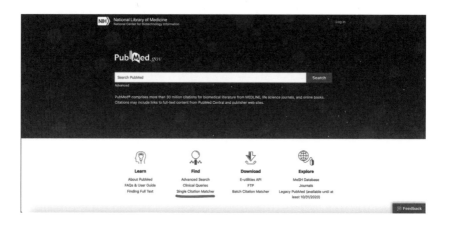

クリックすると以下の画面に移ります。

ここで、
- 雑誌名
- 出版年
- 最初のページ数
- （巻数）
- （号数）

※ （）は省略できることが多い

を入力します。

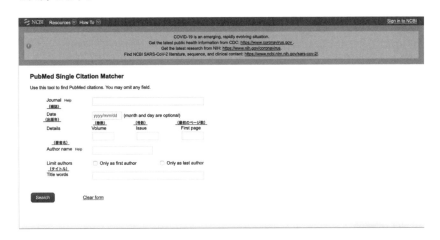

※略された雑誌名を入力するといくつか候補が出るので該当の論文が載っている雑誌を選択しましょう。

そうすると、目当ての論文がヒットします。

　前述しているように、基本的には

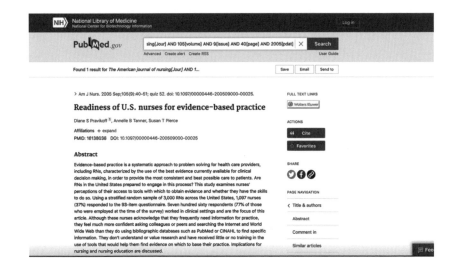

> Am J Nurs. 2005 Sep;105(9):40-51; quiz 52. doi: 10.1097/00000446-200509000-00025.

Readiness of U.S. nurses for evidence-based practice

Diane S Pravikoff [*], Annelle B Tanner, Susan T Pierce

Affiliations + expand

PMID: 16138038   DOI: 10.1097/00000446-200509000-00025

Abstract

Evidence-based practice is a systematic approach to problem solving for health care providers, including RNs, characterized by the use of the best evidence currently available for clinical decision making, in order to provide the most consistent and best possible care to patients. Are RNs in the United States prepared to engage in this process? This study examines nurses' perceptions of their access to tools with which to obtain evidence and whether they have the skills to do so. Using a stratified random sample of 3,000 RNs across the United States, 1,097 nurses (37%) responded to the 93-item questionnaire. Seven hundred sixty respondents (77% of those who were employed at the time of the survey) worked in clinical settings and are the focus of this article. Although these nurses acknowledge that they frequently need information for practice, they feel much more confident asking colleagues or peers and searching the Internet and World Wide Web than they do using bibliographic databases such as PubMed or CINAHL to find specific information. They don't understand or value research and have received little or no training in the use of tools that would help them find evidence on which to base their practice. Implications for nursing and nursing education are discussed.

- 雑誌名
- 出版年
- 最初のページ数

　の3つだけでもヒットするので、巻数や号数は省略できることが多いのですが、雑誌によってはその3つだけでは絞り込めないこともあるので注意しましょう。

　ただ、雑誌によっては契約しないと読めなかったりするものもあるので所属の施設が何の雑誌を契約しているのか確認してみると良いと思います。
　同じ施設の医師や薬剤師で仲の良い人がいるのなら、その人達に聞いてみると喜んで教えてくれることが多いです（個人的な体験談）

　また、大学病院などで大学図書館を持っている場合は、図書館司書さんを頼ることも出来ます。
　司書さんは専門家なので分からないこと等はどんどん聞きましょう。
　文献の探し方、吟味の仕方など、この辺りはかなり奥が深いですが、とりあえずまずは自分でも一次情報にアクセス出来るようになってみるとモチベー

ションにも繋がると思うのでトライしてみても良いかもしれません。

補助ツール

　次に、英語論文を読む上での小技のようなものをいくつかご紹介します。

　まず英語論文を読む上での多くの人にとっての最大のハードルは「英語」だと思います。Google翻訳などの機械翻訳は近年目覚ましい発展を遂げていますが、まだまだ改善点はあり、機械翻訳に全て依存するのはやはり危険だと思います。

　私自身、偉そうに人に語ることのできるほど英語力もないのですが、英語は繰り返し繰り返し学習して深めていくしかないので地道に勉強を継続しましょう。

　ただ、論文を読む上での"補助"的なツールとしてGoogle翻訳などを使うのは問題ないと思います。

　Google翻訳も便利なのですが、2020年3月に日本語も対応となった「DeepL」という翻訳サービスがなかなかの精度の高い翻訳をしてくれます。

https://www.deepl.com/ja/translator

　また、私はMacを使っているのですが、DeepLをダウンロードすると、文章を選択してcommand+Cを2回クリックすることで一瞬で翻訳してくれるという痒い所に手が届く機能もあってとても便利です。

DeepL翻訳の英語版Wikipediaの文章を選択

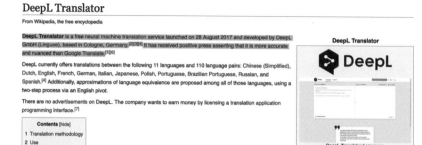

command + C を2回クリックで翻訳

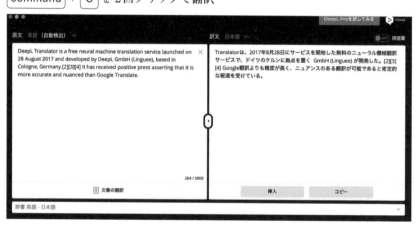

　ただ、私が使っている範囲ではDeepLで翻訳すると、長い文章の場合、どこかの一文をまるまる飛ばして翻訳することがたまにあるので、その点は注意する必要がありそうです。

　さて、論文などのpdfファイルをコピペして機械翻訳にかける時、ものによっては文章が途切れ途切れで翻訳されてしまうことが多々あります。

そんな時は「shaper」というサービスを使用すると便利です。

http://dream-exp.net/shaper/

これはその文章が途切れ途切れにならないように整えてくれるというもので、やってることは複雑じゃない割にかなり便利で重宝します。

直接、翻訳をしても上手くいかなければ、一度shaperにコピペして整えてからDeepLにコピペするというのも一つのやり方なので覚えておくと意外と便利かもしれません。

さて、ここまでは実際に論文を読む時のテクニックを紹介してきましたが、論文を正しく読むことも重要なことではあるのですが、「質の高い論文を見つける」ことも非常に重要になってきます。

同じような内容の論文であったとしても、よくデザインされた研究とそうでない研究とでは研究の質に大きな差があるからです。ただ、英語論文を読む習慣がない人や自分の専門外の領域の論文だったりすると、どの論文がその領域において重要な論文なのかが分かり辛いこともあると思います。

その時は「Connected papers」というサービスが優秀です。

https://www.connectedpapers.com/

これは、選択した論文の参考文献や引用などに基づいて類似性の高い関連論文をグラフ化してくれるというすごく優秀なツールです。

試しに冒頭の論文でグラフ化してみましょう。

検索窓に論文のタイトルを入力して「Build a graph」をクリック

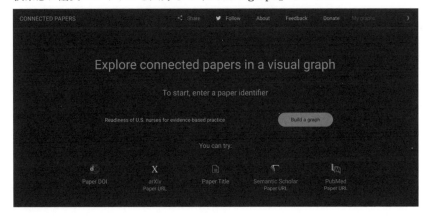

少し待つと無事にグラフ化

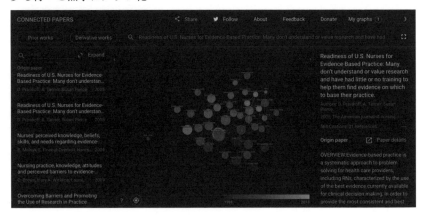

新しい論文ほど色が濃く、古い論文ほど色が薄い。
インパクトの大きい論文ほど円が大きく、インパクトが小さければ円も小さい。

　こんな風に、このツールを使えば目当ての論文の関連性の高い論文をいっぺんに視覚的に捉えることが出来るようになります。

　自分の気になる論文があったら一度このツールも使ってみましょう。

chapter 1

01 | 2人同時に？別々に？〜ダブルチェックのエビデンス〜

「ダブルチェックお願いします」
　病院で勤務する看護師なら一回の勤務で言われない日はないのではないでしょうか。それくらいダブルチェックは多くの看護師にとって日常的に行う業務の一つとなっていると思います。

　患者間違いや薬剤の種類間違い、量の間違いなど多くのエラーと日々隣り合わせである看護師にとってエラーを見つけるためにダブルチェックをするというのは自然なことであると考えられているでしょうし、ある程度妥当だとも思います。

　しかし、実際の報告を読んでいると「ダブルチェックは絶対的に有効か？」というとどうも違うようにも感じます。
　「ダブルチェックは効果がある（はずだ）」というエビデンスに基づかない自分自身の確信に基づいている側面も多分にあるように思うのです。

　そこで本稿では、「ダブルチェックは有効である」というドグマから一度離れて、実際の報告をもとにダブルチェックのエビデンスについてまとめていきたいと思います。

ダブルチェックは 2 人同時に？別々に？

　薬の種類・量の間違いや患者の間違いなどの医薬品関連の事故は医療の現場ではとてもよく起こる事象です。
　小児に焦点を当てた英国の研究 [1] では、誤薬事故で 8 年間に 29 人が死亡

していると報告されています。

また、中東諸国における誤薬の発生率と種類に関する研究を検索し、関連する主な要因を特定することを目的としたシステマティックレビュー[2] では、エラー率は処方で7.1〜90.5％、投与では9.4〜80％と幅があり、報告された最も一般的な処方ミスの種類は、不正確な用量、間違った頻度などが挙げられていました。

誤薬の原因としては、患者・薬品等の誤認と処方箋等の読み違えが最も多く、次いで知識に基づくミスと不注意によるミスが多かったとされています[3]。

また、公益社団法人　日本医療機能評価機構が行っている医療事故情報収集等事業で様々な医療事故が報告されており、 2018〜2019年の間に合計9,097件の事故が報告されています[4]。

「事例検索」を活用することでその時の事故の状況などの詳細が調べられるのですが、試しにキーワード「ダブルチェック」で2018 〜 2019年を検索すると1,877件（20.6％）がヒットしました。

つまりそれだけダブルチェックに関連した事故の報告が多いということが分かります。

体感としても医薬品関連のインシデントやアクシデントはその他の事故と比べても最も多い部類に入るように思います。

そんな、医薬品の事故を防止するために最も一般的に行われている対策であろうダブルチェックですが、意外と人によってやり方にばらつきがあるように感じます。

例えば、「2人で同時にダブルチェックするべきなのか？一人一人別々にダブルチェックするべきなのか？」といざ聞かれると答えに窮する人もいるのではないでしょうか？

ISMP（Institute for Safe Medication Practices）という投薬過誤の防止のために様々なデータをまとめたり発信したりしている団体によると、ダブルチェックで重要なのは「独立して確認すること」であるとされているようです[5]。

つまり、「1人目が2人目の判断に影響を与えることがないようにする」ことが重要であると。

例えば、スライディングスケールを使用している患者に血糖測定をした時「血糖値200 mg/dlだったのでヒューマリンR 2単位なんですけど」等と1人目が2人目に言ってしまうと判断に大きな影響を与えてしまっていて、「独立して」ダブルチェックしているとは言えないので問題があるといえます。

　1人目が一つ一つのことをチェックしながら準備したように、2人目も独立して一つ一つのことをチェックしていく必要があるというわけです。

　ただ、例えば「ピコスルファートナトリウム水溶液を10滴」というような指示の場合、 2人目が独立してチェックすることはおそらく困難な為（独立してチェックすると何滴入ってるのかが分からないので）、実際には2人同時にダブルチェックするしかない状況もしばしばあるとは考えられます。

　とは言うものの、基本的には「2人同時でのダブルチェックは避けるべき」と言えるでしょう。

　ちなみに、カナダのアルバータ州のヘルスケアサービスの提供を担当しているAlberta Health Servicesが公表している「独立したダブルチェック」というタイトルのガイドライン [6] によると、独立したダブルチェックの好ましいプロセスは以下のようなものであるとしています。少し長いですが引用します。

　1.1) 2人の医療専門家が独立して確認する

　a）最新の処方箋または投薬記録。

　b）患者の関連する検査値および／または診断結果。

　c）必要に応じて投薬量の計算を行う。

　d）薬のチェック

　　(i)適切な患者

　　(ii)適切な薬

　　(iii)適切な量

　　(iV)適切な時間

　　(V)適切な投与経路

　　(Vi)適切な目的・理由

(Vii) 適切な文書の作成

　e）ポンプのプログラミング

1.2）1人目の医療従事者は、1.1項に定められた検証を行う際に、2人目の医療従事者に何を見ることを期待しているかを伝えてはならない。

1.3）2人目の医療従事者が検証を終えた後は、各医療従事者の結果または結論を共有し、正確性または不一致を判断するものとする。

1.4）1つのシリンジに複数の薬剤を調剤する場合は、各医療従事者は薬剤を作成する前に必要な用量をそれぞれ独立して計算し、すべての薬剤の結果を比較するものとする。

1.5）矛盾が発見された場合には、1人目の医療従事者と2人目の医療従事者が再び独立したダブルチェックのステップを行う。

　a）それでも不一致が発見された場合は、3人目の医療従事者に相談して、投薬前に不一致を解決する。

　b）3人目の医療従事者の確認後も矛盾が解決されない場合は、1人目の医療従事者は、投薬指示内容を明確にするために処方者に相談する必要がある。

　このように、やはりダブルチェックをするなら独立性を担保する必要があるとされていることが分かります。

看護師のダブルチェックに対する認識は？

　では、実際の看護師のダブルチェックに対する認識はどうでしょうか？

　3つの病院の腫瘍内科に勤務する看護師を対象にダブルチェックについて横断的に調査した研究　　があります。この研究では274名の看護師が参加しています（回答率70％）。

参加者に「ダブルチェックの本質的な特徴は何か」と尋ねると、

- 「2人が一緒に薬をチェックすること」が本質的な特徴であると回答したのが54％
- 「2人が連続して同じチェックをすること」が22％
- 「1人が前の同僚の結果を知らずに、1人が独立して作業を繰り返す」が24％

という結果になりました。

　つまり、ISMPが言うような「独立性」を遵守していたのは看護師のうちの1/4程度だったということです。そして、多くの看護師がダブルチェックをしている同僚をサポートするために、自分の業務が頻繁に中断されていたことも報告されています。

　具体的には1日に1〜5回の中断を39％の看護師が、1日に5回以上の中断を20％の看護師が経験していました。

　業務の途中でダブルチェックの依頼を受けて一旦中止する、というのは確かに現場レベルではよくあることですが、ミスを防ぐためのダブルチェックをするが故に別のミスに繋がるリスクがある、というジレンマがあると言えそうです。

　実際に、作業が中断された時とされてない時でエラーの発生率に差があるかをシミュレーションにて調査した研究［8］によると、中断があった時に統計学的に有意にエラーの発生が多かったことが示されています。

　この他にも、スイスの腫瘍内科を持った3つの病院（2つの大学病院と1つの大規模な地方病院）で看護師のダブルチェックの認識について調査した研究［9］があります。この研究では、対象となった389人の看護師のうち274人（70％）が回答しました（女性91％、平均年齢37歳）。

　調査の結果、大多数の看護師は、ダブルチェックは投薬安全のための中心的な作業と考えており（87％）、またダブルチェックに必要なリソース（時間や手間）はそれによりもたらされる安全性によって正当化される（92％）と考えて

いることが示されました。

　反対に、バーコードスキャンのような技術的な解決策が人間によるダブル
チェックよりも良い代替案になると同意したのは34％に過ぎず、ダブルチェッ
クが廃止された場合、80％の看護師が患者の安全性に対するかなりの脅威を予
想していました。

　しかし、そういった受け止めをしていると同時に、28％の看護師はダブル
チェックがしばしば表面的なルーチンワークであることを認識しており、50％
近くの看護師は、ダブルチェック中に2人の看護師が同じミスをすることがあ
ることを認めてもいました。

　つまり、ダブルチェックは必要であるとは感じつつも、そのダブルチェック
が表面的な確認に留まってしまっていることも感じているという訳です。

　では、そもそもダブルチェックはきちんと有効性が検証されているのでしょ
うか？

　ダブルチェックによってエラー検出が増えるかどうかを調べることを目的に
実施されたランダム化比較試験[10] があります。この研究では救急部とICU
の看護師がペアを組み、模擬患者でシミュレーションを行っています。

　43組の看護師が研究に参加し、シングルチェック群とダブルチェック群に無
作為に割り付けられ、それぞれ与えられたシナリオ（薬の量や種類が違う等）を
実行しました。

　その結果、体重あたりの投与量の間違いについて、シングルチェック群では
9％の看護師が、ダブルチェック群では33％の看護師がミスを検出しました
（オッズ比*5.0，95％CI：0.90-27.74）。

　また、バイアルの間違いについて、シングルチェック群では54％の看護師
が、ダブルチェック群では全員の看護師が検出していました（オッズ比19.9，
95％CI：1.0-408.5）。

※詳細は巻末の用語一覧を参照

ただこの研究では、看護師は各看護師が独立して作業していたかどうかにかかわらず、両方のメンバーが投薬のチェックに関与していた場合、ダブルチェックを使用したとみなされたようです。

　「独立性」を考慮するなら独立してダブルチェックするようにすべきなのでは、と感じるのですが、何故そうしなかったのかの理由については特に記載がありませんでした。

　加えて、サンプルサイズ※が小さく、信頼区間※の幅がすごく広くなっていることも分かります。

　この他にも、よくハイアラート薬の一つとして挙げられるインスリンを投与する際のダブルチェックがエラー検出に有効であるかどうかを検証した研究[11]があります。この研究は非盲検ランダム化比較試験であり、解析はITT解析※を実施しました。

　1400床の医療センターの5つのユニット（内科：3、外科：2）で実施され、ダブルチェックを行う介入群とダブルチェックを伴わない病院の手順通りにチェックをする対照群に割り付けられました（ちなみにランダム化は患者ベースではなくユニットベース）。

　合計266人（ダブルチェック群：n=103, 対照群：n=163）の患者が登録され、データ収集の4週間で5,238回のインスリン投与の機会がありました。

　そしてその結果、時間のエラーを除いた後の総エラー率は2.5％でダブルチェック群（23［1.2％］）と対照群（110［3.4％］, P<0.001）で有意な差がみられたものの、用量の間違い等についてはダブルチェックにより減少するということは示されませんでした。

　また、ダブルチェックを行って薬剤を投与した場合とシングルチェックで薬剤を投与した場合でのエラー率を比較したクロスオーバー※研究[12]があります。46週間の研究期間中に、リハビリテーション病棟で投与された129,234の薬剤の中から319のエラーが検出され、**全体のエラー率は1,000薬剤あたり2.5でした。**

※詳細は巻末の用語一覧を参照

検出されたエラーの大部分は比較的軽微なものであり、重大な副作用はありませんでした。

シングルチェックでの1,000回投与あたりのエラー率は2.98（95％CI：2.45 - 3.51）であり、ダブルチェックでの1000回投与あたりのエラー率2.12（95％CI：1.69 - 2.55）よりも統計学的に有意に高い結果となりました。

また、時間という観点ではシングルチェックではなくダブルチェックをして薬剤を投与した場合、1,000回の薬剤投与あたり約17.1時間が追加で必要であることも示されました。

数少ない報告でもある程度の有効性は示されているので「ダブルチェックには効果がない」とは言えないと思いますが、だからといって「ダブルチェックはすごく有効である」と結論付けるのも難しいという印象を受けます。

ダブルチェックの有効性について調査したシステマティックレビュー[13]によると、ダブルチェックについての研究の多くはアンケート調査などで、定量的な評価をした研究は乏しいとのことでした。

BMJ Quality Safetyに報告されたダブルチェックの投薬過誤減少に対する有効性を検証したシステマティックレビュー　　でも、ダブルチェックの有効性については乏しいことが示されています。また、この研究ではダブルチェックの実施率も報告しており、ダブルチェックは曖昧に理解されている割には、成人患者を対象とした報告で52～97％と高い実施率であることが示されました。

実施されている割には、しっかり理解されておらず、その有効性もはっきり示されていない、というのが現状でしょうか。

ダブルチェックよりシングルチェック？

では逆にシングルチェックについてはどうなのでしょうか？

ここまでダブルチェックについてまとめてきましたが、ダブルチェックは単に「有効性の検証が不十分だ」という以外にも色々な批判があります。

前述の他の看護師の業務を中断させてミスを誘発するかもしれない点や単純

に時間がかかる点、その他にも「責任が希釈されてしまう点」などが挙げられます。

　つまり、それらのデメリットがシングルチェックの場合は反転してメリットになる（他の看護師の業務を中断させない、時間を節約できる、責任が希釈されない）ということでもあります。

　ただ、現状なかなかシングルチェックで投薬するというのは個人的にはあまり聞いたことがなかったことや、基本的にはダブルチェックするのが当たり前だと思っていたことから、シングルチェックの有効性についてあまり考えたことがなかったのですが、いくつか報告を読んで、多くの施設にとってシングルチェックを導入することの意義は大きいのではないかと感じるまでに至りました。

　少し前の報告で、海外のとある病院の看護師のシングルチェックに対する認識を調査した研究[15]があります。この病院では10年以上シングルチェックでの投薬を行っており、またシングルチェックでの投薬の質を保つために院内で認定された人のみがシングルチェックでの投薬が行えるようなシステムがあったようです。

　日本でも主に大学病院などでは静脈注射や末梢静脈カテーテル留置などの手技について認定する制度があったりしますが、それと似たようなものだと思います。

　この研究は、オーストラリアのメルボルンにある大規模な三次病院を対象とした横断的調査で、参加者に紙ベースの調査票を配布しています。

　具体的には、この研究ではSingle-Checking Administration of Medications Scale (SCAMS-II) という「医薬品のシングルチェックに対する看護師の態度を測定するためのツール」を使用して評価しているようです。

　これは13項目（一部後述）から成る質問票で、それぞれ「責任」「効率」「知識」のいずれかの領域に該当しています。

　調査の結果、合計619名の看護師が対象となり、299人の看護師が回答しまし

た（回答率48%）。

　参加した看護師の大多数は年齢35歳以下で、臨床経験は10年以下でした。

　全体的には、ほぼすべての看護師がシングルチェックに賛成していました（n = 284、95%）。

　結果の詳細を以下に一部抜粋します。

説明責任

・シングルチェックを使ってエラーを起こさない自信がある

→はい：91.6%（n=274）

・単一チェックシステムを使用した薬物投与の方が管理がしやすい

→はい：80.9%（n=242）

・シングルチェックで専門職の看護師としての説明責任が高まる

→はい：90%（n=269）

効率

・シングルチェックシステムを利用して時間が短縮されたことを歓迎する

→はい：95.3%（n=285）

・シングルチェックは別の看護師を探す必要がないことによって、私のイライラのレベルを減少させる

→はい：94.6%（n=283）

・シングルチェックでの体制により多くの患者が時間通りに投薬を受けることが出来ている

→はい：83%（n=248）

知識

・1回の薬のチェックで薬の知識を更新し続けられるようになった

→はい：92%（n=275）

・シングルチェックにより薬の投与方法の観察にも気を配ることが出来

ている
→はい：91.6％（n=274）
・シングルチェックのプロセスで他の看護師と薬剤や患者の問題を話し
合うことが励みになっている
→はい：69.6％（n=208）

[15] より抜粋

　このように、シングルチェックでの投薬を行っている病院の看護師はシング
ルチェックに対して肯定的な態度をとっており、シングルチェックにより看護
師としての説明責任が高まり、時間をより効率的に使うことが出来、薬剤投与
手順の遵守と薬剤知識の更新を促進すると考えていることが示されました。

　シングルチェックを導入している病院なので当然なのかもしれませんが、少
なくとも「シングルチェックを一般的に行っている看護師」はシングルチェッ
クの様々な側面を肯定的に捉えていることをこの論文を読んで改めて感じまし
た。

　この他にも、シングルチェックを導入したオーストラリアの三次病院からの
報告［16］があります。この研究では、シングルチェック導入後の看護師の責
任意識のレベル、チェック技術への自信のレベル、変更に対する満足度をアン
ケートにて調査しました。またシングルチェックとダブルチェックで投薬ミス
の発生率に差があるかも調べています。

　病院内のすべての成人病棟、手術室、産科病棟、救急部門の看護師（n=292）
が対象となり、そのうち129名（44％）が回答しました。
　アンケートに回答した看護師のうち、指定された薬剤についてはシングル
チェックをするというルールの施設で働いたことがあると回答したのは23人
（18％）のみであり、大多数の看護師は6年以上（73％、n=94）の臨床経験を
有していました。
　調査の結果、シングルチェックへの変更については、看護師の反応は全体的

に肯定的でした。

　一部の看護師は、指定されたグループの薬剤をシングルチェックするように
なったことで、自律性が高まったことを評価していると述べており、また看護
師の中には、自分の実践に対してより責任感が増し、服薬管理に自信が持てる
ようになったと感じていると述べている人もいました。

　また、大多数の看護師が「シングルチェックになったことで服薬管理にかか
る時間が短くなった」と回答していました。

　ちなみに、誤薬事故についてはダブルチェックが行われていた期間（2000年
3月から9月まで）と研究期間中の7ヵ月間（2001年3月から9月まで）を比較
すると、ダブルチェックが行われていた当該期間で5件、シングルチェック導
入後で4件と大きな差は認められませんでした。

　ただ、イベント数が少ないので、この結果を以て「シングルチェックでもダ
ブルチェックよりも誤薬が増えない」と言うことは出来ないでしょう。
　シングルチェックとダブルチェックでの誤薬発生率の差を比較検討したエビ
デンスの集積が待たれるところですね。

　　　まとめ

　全く示されていないわけではないにせよ、それでもダブルチェックの有効性
の根拠は乏しいという点で、すべての投薬でダブルチェックを行うことの妥当
性は決して高くないと思います。

　また、ダブルチェックには色々なやり方がありますが、例えば「一人が読み
上げて、もう一人が確認する」というやり方だとダブルチェックになっている
ようでなっていません。前述のように、ダブルチェックをするならやはり独立
性を保ったダブルチェックが必要になるわけです。

　そして、業務を中断させない、時間が節約できる等、様々な点でダブルチェッ
クしないことの恩恵が大きいのも事実ですし、特に人の少ない夜勤では業務負
担量という意味で大きな恩恵を受けられると考えられます。

こういったことからも、全ての投薬でのダブルチェックをやめてしまって、ダブルチェックする薬を限定する（ハイアラート薬のみ、当該部署においてリスクが高いと考えられる薬剤等）のも十分に妥当な方法の一つだと言えるでしょう。

判断に迷うような状況ならダブルチェックも必要になるでしょうが、単純な確認ならバーコードスキャン等の機械を用いてダブルチェックをするのも一つの方法ですし、指差し確認の有効性を示す報告 [17] もあるので、それでも十分かもしれません。

少なくとも、「なんでもかんでもダブルチェックで解決しようとする」のは考えられているようで実は考えられていないのかもしれないですね。

「シングルチェックは検討に値する！少なくとも漫然とダブルチェックするより遥かに実際的である」ということは頭に入れておきたいと思います。

Summary

- ダブルチェックの有効性の報告は意外と乏しい
- ダブルチェックにより引き起こされるミスもある
- シングルチェックは検討に値する

【参考文献】

[1] Cousins D, et al. Medication errors in children – an eight year review using press reports. Paed Perinat Drug Ther 2002;5:52–8.

[2] Zayed Alsulami, et al. Medication errors in the Middle East countries: A systematic review of the literature. Eur J Clin Pharmacol. 2013 Apr;69(4):995-1008. [PMID：23090705]

[3] Keers RN, et al. Causes of medication administration errors in hospitals: a systematic review of quantitative and qualitative evidence. Drug Saf. 2013 Nov;36(11):1045-67. [PMID：23975331]

[4] 医療事故情報収集等事業 第60回報告書 http://www.med-safe.jp/contents/report/index.html（2020年10月1日にアクセス）

[5] Independent Double Checks: Worth the Effort if Used Judiciously and Properly https://www.ismp.org/resources/independent-double-checks-worth-effort-if-used-judiciously-and-properly（2020年10月1日にアクセス）

[6] Alberta Health Services 2016 - INDEPENDENT DOUBLE-CHECK
https://extranet.ahsnet.ca/teams/policydocuments/1/clp-provincial-med-mgmt-independent-double-check-guideline.pdf (2020年10月1日にアクセス)

[7] Schwappach DLB, et al. Medication double-checking procedures in clinical practice: a cross-sectional survey of oncology nurses' experiences. BMJ Open. 2016 Jun 13;6(6):e011394. [PMID：27297014]

[8] Prakash V, et al. Mitigating errors caused by interruptions during medication verification and administration: interventions in a simulated ambulatory chemotherapy setting. BMJ Qual Saf. 2014 Nov;23(11):884-92. [PMID：24906806]

[9] Schwappach DLB, et al. Oncology nurses' beliefs and attitudes towards the double-check of chemotherapy medications: a cross-sectional survey study. BMC Health Serv Res. 2018 Feb 17;18(1):123. [PMID：29454347]

[10] Douglass AM, et al. A Randomized Controlled Trial on the Effect of a Double Check on the Detection of Medication Errors. Ann Emerg Med. 2018 Jan;71(1):74-82. [PMID：28669554]

[11] Modic MB, et al. Does an Insulin Double-Checking Procedure Improve Patient Safety? J Nurs Adm. 2016 Mar;46(3):154-60. [PMID：26866326]

[12] Kruse H, et al. Administering non-restricted medications in hospital: the implications and cost of using two nurses. Aust Clin Rev. 1992;12(2):77-83. [PMID：1622350]

[13] Zayed Alsulami, et al. Double checking the administration of medicines: what is the evidence? A systematic review. Arch Dis Child. 2012 Sep;97(9):833-7. [PMID：22550322]

[14] Koyama AK, et al. Effectiveness of double checking to reduce medication administration errors: a systematic review. BMJ Qual Saf. 2020 Jul;29(7):595-603. [PMID：31391315]

[15] Cross R, et al. Nurses' Attitudes Toward the Single Checking of Medications. Worldviews Evid Based Nurs. 2017 Aug;14(4):274-81. [PMID：28437836]

[16] Jarman H, et al. Medication study supports registered nurses' competence for single checking. Int J Nurs Pract. 2002 Dec;8(6):330-5. [PMID：12390586]

[17] 増田貴之, 他. 指差喚呼のエラー防止効果の検証. 2014：5(28),:5-10.

02 | クーリング

「クーリングにはエビデンスがない」

そんな言説を看護の現場ではしばしば耳にします。

確かに、クーリングに関する研究自体少なく、あってもICUに入室するような重症患者が対象であることが多いのが現状で、大部分の病院看護師が現場で活用できるような一般病棟患者を対象とした研究が少ないのは事実です。

それは、やはりクーリングそのものだけではなかなかアウトカム※（結果、評価項目のこと※例えば体温、死亡率など）に寄与しない（寄与してもそれを評価し難い）ことや、「クーリングはシバリングを誘発するリスクがある」ということのコンセンサスが得られてきていることなどが要因だと思われます。

「クーリングは効果的ではない」

確かにそうかもしれません。

しかし、体位変換や静脈カテーテルの章でも述べているように、実際にエビデンスに触れることなく（一次情報に立ち返ることなく）、研修や先輩からの伝聞にのみ依拠してしまう姿勢は問題でしょう。

また、「クーリングは効果的ではない」は過度な一般化であり、「クーリングはある患者には効果的ではないが、ある患者には効果的である」という方がより正確なのかもしれません。

看護における"当たり前"を疑ってみましょう。

発熱のイントロ

そもそも何度から発熱なのでしょうか？

そういえば学生の頃もそこまで厳密な発熱の定義を学んでいないような気が

※詳細は巻末の用語一覧を参照

します。

　アメリカ救急医療学会とアメリカ感染症学会は、体温38.3℃を発熱としているようですが、これは特別に医学的な根拠があるわけではなく、華氏101℃というキリのいい数字に合わせていることに由来しています　　。

　さて、発熱の役割はいくつか指摘されているものの完全に確立されているわけではありません　　。

　しかし、一般的に考えられているように、いくつかの研究は、発熱が感染に抵抗する能力を高める重要な防御機構であることを示唆しています　　。

　その一方で発熱には、酸素消費量の増大　　や不快感の増大、中枢神経障害などのデメリットもあります。

　ちなみに、入院患者の2〜17％に発熱が生じ、その原因は感染症が37〜74％、その他が3〜52％であると報告されています　　。

クーリングの目的と効果

　冒頭では、クーリングの効果に対して否定的な看護師が多いのではないか、というようなことを書いていましたが、実際のところはどうなのでしょうか？

　看護師を対象に氷枕を使用する目的について調査した研究　　によると、解熱目的で行うことが一番多かったことが報告されているようです。

　しかし、この研究は10年以上前のものなので現状を反映しているかというと疑問ではあります。

　ただ、鎮静下ではシバリングが抑制されているため、解熱、エネルギー消費の減少に有効であるという報告　　　　もあるので、一概に「解熱目的でのクーリング」が間違っているとは言えないのかもしれません。

　また、高熱の患者に対して、解熱薬を用いることはよくありますが、薬物による解熱では抹消血管抵抗が低下するため血圧が下がるリスクがありますが、クーリングは「血圧を下げない」という点でもメリットがあります。

　ある研究　　では、アセトアミノフェンの使用で6.6 ± 6.0 mmHg（P = 0.03）、NSAIDsの使用で5.9 ± 5.7 mmHg（P = 0.04）の血圧低下が見られた一方で、クーリングでは-1.8 ± 4.7 mmHg（P = 0.47）と有意な血圧低下作用が見られなかったと報告しています。

その他にも、「鎮静下の人工呼吸器装着敗血症患者では、クーリングの実施により2時間後の体温が有意に低下し、14日後死亡率も減少した。さらに昇圧剤の使用を抑制する可能性もある」と報告している研究もあります [12]。

クーリングは血圧を下げないのでその分、昇圧剤の使用も減らせる可能性があるということですね。

ここまで読むと、「クーリングって意外と効果的？」という考えに至りそうですが、詳しくは後述しますが海外などで用いられるクーリングの方法は、氷枕などのような局所的に冷やすものだけでなく、全身を覆うようなブランケット（その中に空気や水を入れて全身を冷やす）を使用していることが多いです。

そのため、氷枕のように後頭部などの局所だけを冷やすことで体温低下作用を得られるかというとそれは微妙で、事実、氷枕等の頭部への貼用では深部体温は下降しないという報告もあります [13]。

では、いくつかの部位を冷やせば良いのかというとそれもまた微妙で、看護師はしばしば後頭部・腋窩・鼠蹊部などの複数箇所冷やす3点クーリングや5点クーリングを行いますが、それらの効果は不明瞭だと報告されています [14]。

クーリングの害

ここまでの論文を読んでみると、明らかになっていることも多い反面、よく分かっていないことも多いことが分かります。

そして、いくつかの研究では「クーリングの害」について報告されています。

これももはや一般的なことでしょうが、無鎮静の状態ではクーリングはシバリングを誘発させてエネルギー消費を増加させることが知られています。

38.5℃以上の発熱のある人工呼吸器装着患者を対象に行われた解熱薬（metamizol・propacetamol）とクーリングの体温効果に対する効果を検証した研究があります [15]。

この研究では、クーリングの具体的方法として、体を全体的に覆うブランケットに冷えた空気を入れて冷却し、体全体の表面を氷パックでも冷却しました。

その結果、エネルギー消費指数は薬物治療群で7〜8％減少していたのに対し、クーリング群で5％増加していました。

　また、発熱のあるICU患者に対するブランケットによるクーリングの体温低下効果を検証した研究[16] では、アセトアミノフェン単独群（650 mg/4 h：n=107）とアセトアミノフェン＋クーリング群（n=113）で比較しており、その結果、シバリングはアセトアミノフェン単独群では見られなかったものの、クーリング追加群では7％の患者に見られました（P=0.007）。

　あるシステマティックレビューでも、「クーリング群はクーリングなし群と比較してよりシバリングが生じる可能性が高い（RR 6.37, 95 %:CI 2.01 - 20.11；P=0.61；I=0 %）」と報告されています[17]。

　システマティックレビューというのは「文献を網羅的、体系的に検索してそれぞれの研究結果を定性的に統合するという手法の研究」のことで、勿論この手法だからこそ生じる問題もあるにせよ、 1つの研究結果だけでなく複数の結果を統合しているという点はこの研究手法の大きな強みであると言えます。

　ただ、多くの研究がICUで行われており、且つクーリングの方法も首元を冷やすだけではなくブランケット等で全身を冷却していることからも、病棟で行われるようなクーリングと並列に語るのは難しいように思います。

　クーリングがシバリングを誘発するリスクが有るのは揺るがないでしょうが、首元を冷却するだけのクーリングでも同じようにシバリングが誘発されるかというとそうではないのではないかと思います。

　勿論、首元だけのクーリングでもシバリングのリスクは有るでしょうが、それだけの場合、体温低下効果に対してもシバリングに対しても大きな効果はなく、（誤解を恐れずに言えば）「毒にも薬にもならない」というのが本質ではないでしょうか。

　また、クーリングは安楽を目的に行われることが多いですが、不快感につながるケースもあり、またそれだけでなく、場合によっては冠動脈血管収縮を引き起こすこともあるといいます[18] 〜 [20]。

　また同様に、感染症などでセットポイントが上昇している病態ではクーリングによりシバリングの惹起や死亡率・合併症リスクの増加の可能性があると考えられています[21] [22]。

　これらのことからも、「発熱＝クーリング」ではなく、「何に起因する体温上

昇なのか？」と、病態をアセスメントすることの重要性も分かります。

　また、体温低下作用などの効果を検討した研究が多い中、死亡率というハードアウトカムを検討した研究もあります [23]。

　それは、積極的解熱群（n＝18；38.5℃以上でクーリング）と発熱許容群（n＝20；解熱処置なし）を比較したランダム化比較試験でしたが、その結果は、「両群間に体温の差は認めず、患者死亡に有意差※はない（積極的解熱群 vs 発熱許容群: 11 % vs 15 %, P＝0.99)」というものでした。

　やはり、ハードアウトカムで有意差を示すにはクーリングは介入として少し弱いのかもしれません。

　また、クーリングは低温の氷水を用いる為にその水漏れ、氷枕には頭部・顔面付近に金属製の留め金がある為にそれによる怪我などのインシデントが報告されています [24]。

“クーリングにはエビデンスが無い”か

　現状確かに、大部分の病院看護師が現場で活用できるようなエビデンスは乏しいと言わざるを得ないかもしれません。

　しかし前述のように、鎮静下の患者においては体温を低下させ、解熱剤による血圧低下を予防する可能性もあることからも、簡単に「クーリングにエビデンスは無い」と切り捨ててしまえるものでもないことは分かります。

　「クーリング？ 最近はエビデンス無いって言われてるよ」と言う看護師は沢山いるでしょうが、「クーリングにはエビデンスが無いからやらない」という姿勢は「タバコ→ダメ絶対」という思考と何ら変わらないと思います。

　そこに吟味が無いからです。

　前述のように、クーリングを不快に感じる患者もいるということは知っておく必要がありますが、クーリングは単に体温低下だけでなくケアにもなり得るので、その都度リスクを評価した上でなら実施する必然性も理解できます。少なくとも**「エビデンスが無いからやるべきでない」**とはならないと思います。

　エビデンスを知り、患者の個別性を知った上で、エビデンスを上手く活用し

※詳細は巻末の用語一覧を参照

ていきたいですね。

Summary

● 鎮静下におけるクーリングは有効であるという報告がある
● 局所的なクーリング（頭部のみ等）の体温低下効果はほとんど期待できない
● 「発熱→クーリング」ではなく吟味することが必要

【参考文献】

[1] O'Grady NP, et al. Guidelines for evaluation of new fever in critically ill adult patients: 2008 update from the American College of Critical Care Medicine and the Infectious Diseases Society of America. Crit Care Med. Apr 2008;36(4):1330-49. [PMID: 18379262]

[2] Kluger MJ, et al. Role of fever in disease. Ann N Y Acad Sci. Sep 29 1998;856:224-233. [PMID: 9917881]

[3] Plaisance KI, Mackowiak PA. Antipyretic therapy: physiologic rationale, diagnostic implications, and clinical consequences. Arch Intern Med. 2000 Feb 28;160(4):449-56. [PMID: 10695685]

[4] Laupland KB. Fever in the critically ill medical patient. Crit Care Med. 2009 Jul;37(7 Suppl):S273-8. [PMID: 19535958]

[5] Rossi S, et al. Brain temperature, body core temperature, and intracranial pressure in acute cerebral damage. J Neurol Neurosurg Psychiatry. 2001 Oct;71(4):448-54. [PMID: 11561026]

[6] Azzimondi G, et al. Fever in acute stroke worsens prognosis. A prospective study. Stroke. 1995 Nov;26(11):2040-3. [PMID: 7482646]

[7] Kaul DR, et al. Brief report: incidence, etiology, risk factors, and outcome of hospital-acquired fever: a systematic, evidence-based review. J Gen Intern Med. 2006 Nov;21(11):1184-7. [PMID: 17026728]

[8] 田中久美子, 他. 看護婦の氷枕貼用に対する意識の実態調査. 熊本大学医短紀要, 11, 49-53, 2001.

[9] Axelrod P. External cooling in the management of fever. Clin Infect Dis. 2000 Oct;31 Suppl 5:S224-9. [PMID: 11113027]

[10] Poblete B, et al. Metabolic effects of i.v. propacetamol, metamizol or external cooling in critically ill febrile sedated patients. Br J Anaesth. 1997;78(2):123–7. [PMID: 9068325]

[11] 江木盛時,森田潔.重症患者に対する解熱処置. 日集中医誌 2012; 19(1):17-26.

[12] Schortgen F, et al. Fever control using external cooling in septic shock: a randomized controlled trial. Am J Respir Crit Care Med. 2012 May 15;185(10):1088-95. [PMID: 22366046]

[13] 樋之津淳子, 淳子高島, 尚美香城, 他:冷罨法による皮膚温・深部温への影響. 筑波大学医短研究報告22, 27-32, 2001.

[14] 工藤由紀子. 看護における複数クーリングの現状と課題. 日看研会誌 2011；34：143-9.

[15] Gozzoli V, et al. Randomized trial of the effect of antipyresis by metamizol, propacetamol or external cooling on metabolism, hemodynamics and inflammatory response. Intensive Care Med. 2004 Mar;30(3):401-7. [PMID：14722642]

[16] Mayer S, et al. Clinical trial of an air-circulating cooling blanket for fever control in critically ill neurologic patients. Neurology. 2001;56(3):292–8. [PMID：11171891]

[17] Chan EY, et al. External cooling methods for treatment of fever in adults: a systematic review. JBI Libr Syst Rev. 2010;8(20):793-825. [PMID：27820506]

[18] 工藤由紀子,武田利明.後頭部への冷罨法の有効性に関する実証的研究.日本看護技術学会誌 Vol. 8,No. 3,pp 25–34,2009.

[19] Axelrod P. External cooling in the management of fever. Clin Infect Dis. 2000 Oct;31 Suppl 5:S224-9. [PMID：11113027]

[20] Nabel EG, et al. Dilation of normal and constriction of atherosclerotic coronary arteries caused by the cold pressor test. Circulation. Jan 1988;77(1):43- 52. [PMID：2826047]

[21] Kluger MJ, et al. The adaptive value of fever. Infect Dis Clin North Am. 1996 Mar;10(1):1-20. [PMID：8698984]

[22] Villar J, et al. Induction of the heat shock response reduces mortality rate and organ damage in a sepsis-induced acute lung injury model. Crit Care Med. 1994 Jun;22(6):914-21. [PMID：8205824]

[23] Gozzoli V, et al. Is it worth treating fever in intensive care unit patients? Preliminary results from a randomized trial of the effect of external cooling. Arch Intern Med. 2001 Jan 8;161(1):121-3. [PMID：11146708]

[24] 工藤由紀子. 罨法におけるリスクマネジメントと卒後継続教育の実態に関する研究. 秋田大学医学部保健学科紀要15(2), 34-43, 2007.

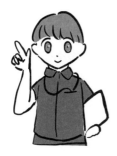

03 ｜ せん妄

　せん妄は多くの病院が取り組んでいる課題で、様々な対策が行われていることと思います。アメリカではせん妄によって、年間380〜1,520億円のコストがかかっていると計算されているそうです[1]。また、Lancetに報告された研究[2]によると、せん妄の発生率は以下のようになっているといいます。

せん妄－発生率

対象	発症率
外科	
心臓手術	11 〜 46%
非心臓手術	13 〜 50%
整形外科	12 〜 51%
内科	
総合内科	11 〜 14%
老年内科	20 〜 29%
ICU	19 〜 82%
脳卒中	10 〜 27%
認知症	56%
緩和ケア	47%
ナーシングホーム	20 〜 22%

　ばらつきは大きいですが、どの領域でも直面しやすい課題であることがよく分かります。

せん妄＝不穏？

　さて、せん妄は頻繁に直面する課題ではあるものの「具体的にどういう状態

のことなのか？」と聞かれるとはっきりとは答えられない人もいるのではないでしょうか？

　せん妄を不穏と同義で捉えていることもありそうです。

　せん妄の診断基準を見てみましょう。

せん妄の基準　[3]

1. 注意の障害（すなわち、注意を向ける能力、集中、維持、転換する能力の低下）および意識の障害（環境に対する見当識の低下）
2. その障害は短期間（通常は数時間から数日）のうちに発生し、ベースラインの注意および意識水準からの変化を示し、１日の経過の間に重症度が変動する傾向がある
3. さらに認知障害を伴う（例.記憶欠損、失見当識、言語、視空間認知または知覚）
4. 1および2の障害は、他の既存の確立された、または進行中の神経認知障害によってはうまく説明されず、昏睡のような覚醒水準の著しい低下という状況では起こらない
5. 病歴、身体診察または検査所見から、その障害が他の疾患、物質中毒または離脱（すなわち薬物乱用または医薬品によるもの）、または毒素への曝露、または複数の病因による直接的な生理学的な結果であるという証拠がある

　これだけ読むとかなりとっつき辛い感じがしますが、とりあえず大まかに要約すると「急性の意識・認知機能障害」という感じでしょうか。

　また、せん妄の評価にはCAM（confusion assessment method）というものもあります[4]。これはせん妄研究の第一人者であるInouye氏が開発したもので、この手法ではせん妄を以下のようにして評価します。

①急性発症と変動する経過
②注意力散漫
③まとまりのない思考
④意識レベルの変化

①＋②＋③または①＋②＋④の場合せん妄と判断

CAMに関しては有効であるという報告 [5] もありますが、観察者によって評価が異なることも多いという批判もあるようです。とはいえ簡便でとても参考になる手法であることは間違いないでしょう。

さて、せん妄は不穏とはどう違うのでしょうか？

看護師が「不穏」という言葉を使うのは患者の落ち着きがない、興奮しているような時だと思います。確かに、これらはせん妄の一つの症状ではありますが、全てのせん妄に見られる症状ではないんですね。

どういうことかというと、せん妄に興奮や幻覚が強く出るタイプの過活動性せん妄、ボーッとしたり眠りがちになるタイプの低活動性せん妄、それらが混在するタイプの混合性せん妄があって、このうちの過活動性せん妄と混合性せん妄でいわゆる「不穏」と呼ばれる症状が見られることがある、ということなんです [6]。

だから「不穏＝せん妄」ではなく、「"不穏の正体はせん妄"というケースもある」というような理解がより正確であると言えそうです。

せん妄のリスクファクターと poor outcome

せん妄というと「高齢者」や「術後」などの要因が関連しているイメージがあるかと思いますが、他にはどのようなものがせん妄のリスクファクターになっているのでしょうか？

せん妄には大きく2つの因子、個々人の患者の背景である「準備因子」とせん妄を惹起する要因である「誘発因子」があるとされています [2]。

次頁の表を見ると、せん妄が様々な要因で引き起こされることがよく分かると思います。

せん妄は単一のメカニズムで発症するものではなく、神経炎症・神経老化・酸化ストレス・神経伝達物質異常など様々な要因が絡み合って生じると考えられているという研究 [7] がありますが、これもせん妄が非常に複雑な病態であ

	総合内科	外科（非心疾患）	外科（心疾患）	ICU
準備因子				
認知症	2.3-4.7	2.8		
認知機能障害	2.1-2.8	3.5-4.2	1.3	
せん妄の既往		3.0		
機能障害	4.0	2.5-3.5		
視覚障害	2.1-3.5	1.1-3.0		
聴覚障害		1.3		
併存疾患／重症度	1.3-5.6	4.3		1.1
鬱	3.2		1.2	
TIA・脳卒中の既往			1.6	
過度な飲酒	5.7	1.4-3.3		
高齢	4.0	3.3-6.6		
誘発因子				
薬剤				
多剤併用	2.9			
向精神薬	4.5			
鎮静薬				4.5
身体拘束	3.2-4.4			
膀胱留置カテーテル	2.4			
生理学				
BUN の上昇	5.1			1.1
BUN/Cr 比の上昇	2.0	2.9		
アルブミンの異常			1.4	
Na,K,glu の異常		3.4		
代謝性アシドーシス				1.4
感染症				3.1
医原性イベント	1.9			
手術				
大動脈瘤		8.3		
胸部（心臓以外）		3.5		
脳外科				4.5
外傷による入院				3.4
緊急入院				1.5
昏睡				1.8-21.3

※数値は相対リスク

［2］より作成

ることの証左かもしれません。

　そして、せん妄はルート類の抜去などの危険行動の原因となるだけでなく、

非常に重大なアウトカムと関連しているという研究が多数報告されています。

　一番大きなものだと死亡率の増加との関連でしょう [8][9]。 その他にも、せん妄が転倒や施設入所と関連しているという報告もあります [2]。 こういったことからもせん妄を予防することの重要性が伺えます。

せん妄予防に効果的な看護介入は？

　せん妄予防に対しては、非薬物的な介入が非常に重要とされていますが、看護師としては具体的にどのような介入が出来るでしょうか？

　有名なものに「HELP」というものがあります。

　HELP（Hospital Elder Life Program）は簡単に言うとせん妄予防プログラムのことで、ホームページでは「入院中の高齢者に最適なケアを保証する包括的な患者ケアプログラム」と説明されています [10]。

　具体的な介入内容は以下のようなものです [11]～[14]。

- 最近のイベントについてのディスカッション
- カレンダーや時計を用いて見当識を保つ
- 寝る時間に温かいミルクやハーブティー、リラックスできるテープや音楽の提供
- 騒音の低減
- エクササイズ
- メガネや補聴器の使用
- 飲水の励行
- 極力リスクのある患者の病棟、病室間の移動を行わない
- 便秘の予防
- 耳垢などによる感覚障害の予防
- 疼痛のマネジメント

　介入内容を見ると「視覚や聴覚、時間の感覚などを整え、不快感を除去すること」が大切であるということが分かります。実際の論文を読んでみましょう。

一般内科病棟に入院している 70 歳以上の高齢患者 852 人を対象に通常ケア群と介入群に振り分けて、HELP の効果を評価した研究があります [11]。
　この研究では、以下のようにせん妄発症率・せん妄日数が介入群で有意に少ないという結果になりました。

せん妄発症率

　介入群 9.9 ％ vs 非介入群 15 ％（OR 0.61；95 ％CI 0.41 -0.93：P=0.02）

せん妄日数

　介入群 105 日 vs 非介入群 161 日 （P=0.02）

　その他にも、 70 歳以上の高齢者を対象に多面的非薬物療法（オリエンテーション、早期離床、聴覚補助、睡眠リズムの維持、視覚補助、脱水補正等）の効果を検証した研究が JAMA Internal Medicine というとても質の高い雑誌で報告されています [15]。
　この研究では PubMed、Google Scholar、Science Direct、the Cochrane Databaseof Systematic Reviews などの検索データベースで 1999 年 1 月 1 日～2013 年 12 月 31 日までのデータを調査しました。

　せん妄の発生、転倒、入院期間の延長、長期療養施設への退院、身体機能・認知機能の変化をアウトカムとして評価している研究を対象としています。 その結果、11 の研究ではせん妄発生のリスクが減少していました（OR 0.47；95 ％ CI, 0.38 -0.58）。
　また、転倒率は 4 つの研究で 62 ％減少し （OR, 0.38；95 ％ CI, 0.25 -0.60）、入院期間の延長、長期療養施設への退院は減少傾向でした （mean difference - 0.16；95 ％ CI, -0.97 -0.64）。
　この研究でもせん妄予防に対する HELP が有効であるということが示されました。

　前述のように、せん妄は死亡率の増加と関連しているという報告もあるので予防できるならすごいことですよね。

　ちなみにHELPの医療費削減効果も報告されており、HELPでせん妄を予防することで入院期間が2.15日短縮し、その結果、年間約3億4300万円（3,080,165ドル）もの医療費削減に繋がるとされています[16]。

　最近、発表されたHELPの効果を検証したシステマティックレビュー・メタアナリシス※でもせん妄の発生率や転倒率が減少することが報告されています[17]。

　ちなみに、メタアナリシスというのは簡単に言うと『複数の研究結果を統合して定量的な評価を行う』という手法の研究で、この報告されている研究では44の研究が対象となり、それぞれの研究結果が統合されています。

　ここまでで、せん妄に対する非薬物療法であるHELPがどの程度効果があるのか分かりました。

　非薬物的介入がせん妄の発症率を下げることは多くの研究で明らかにされてきているので、せん妄発症予防目的でそれらの介入を行うことはとても重要です。

　では、せん妄を発症してからはどうでしょうか？

　前述の研究ではHELPによりせん妄の期間が短くなることは示されていますが、せん妄を発症してからのHELPがせん妄を消失するまでの期間を短くするというような研究はあるのでしょうか？

　そんなことを考えてみましたが、発症予防で行う非薬物的介入は突飛なものでもなくどの患者においても必要な介入であることがほとんどでしょうし、発症したからやめるというものでもありませんよね（せん妄発症後の有効性について検証したいからと言って非薬物的介入をしない対照群をつくるというのは倫理的に問題もあります）。

　せん妄の発症予防に有効なら発症してからにおいてもある程度有効であると考えられますし、そういった意味でもせん妄が発症したとしても非薬物的介入を行うことはとても意義があると思います。

　ちなみにICUで行われた研究では、夜間に耳栓をつけるとせん妄の発生率を低下させるという大変興味深いものもありました[18]。

※詳細は巻末の用語一覧を参照

せん妄の患者さんを見ているとすごく辛そうに見えることがあります。でも、意思疎通が難しく、支離滅裂な言動を見ていると「せん妄のときのことは覚えてないのかもしれない」というような気もします。

実際のところどうなのでしょうか？

急性せん妄エピソードから回復し、せん妄中に家族介護者がいた進行がん患者を対象にした研究があります [19]。この研究では、患者・家族介護者・医療従事者が経験したせん妄の苦痛の程度とせん妄の経験を思い出すことができた患者の割合を調査しました。

せん妄アンケート（DEQ：0〜4点で評価）を使って患者のせん妄による苦痛を評価し、またリサーチナースが患者・家族・看護師・緩和ケア専門家にインタビューを行い、それぞれがせん妄症状による苦痛を0〜4でスコア付けした。

調査の結果、99組の患者・家族が対象となり、低活動性せん妄が20人（20％）、過活動性せん妄が13（13％）、混合性せん妄が66人（67％）でした。

そして、そのうち73人（74％）の患者がせん妄の経験を覚えており、73人中59人（81％）が苦痛だったと報告しています。

また、患者と家族は特にせん妄の症状のうち、幻聴・幻触で苦痛を感じている事が多いということが分かりました。

症状に関連した苦痛スコアの分析

幻聴：0.44（WK:weighted kappa [注1]）

幻触：0.39（WK）

> [注1] 重み付けカッパ係数：評価の一致度合いを表したもの。一般的にはκ値が0.41〜0.60で中等度の一致、0.61〜0.80でかなりの一致、0.80を超える値をとる場合はほとんど一致しているとする。

加えて、患者よりも家族の方がせん妄をより苦痛だったと感じており、医療

従事者はせん妄による苦痛を過小評価しているという結果になりました。

　私自身あまりせん妄体験を患者が覚えているという意識を持っていなかったので、そういった点もせん妄体験による苦痛の過小評価につながっているのかもしれません。

　家族が患者のせん妄体験を重く受け止めるのはそれはそうだろうなと思いますが、やはり患者自身も辛いんですね。

　さて、そんな苦しみを伴うせん妄ですが、せん妄により興奮が生じると、それを初めて目の当たりにする御家族にとっては、かなり大きな衝撃であることが多くありますよね。

　それは、普段は温和な性格でいつも穏やかな方であっても、興奮すると大暴れしてコードというコードを引きちぎったり、ベッド柵を引き抜いてそれを振り回そうとしたり、スタッフに対して激しく罵ったり、そういったことがよくあるからです。

　では、そんなせん妄の時、家族はどう感じているのでしょうか。またそんな時、家族は医療従事者にどのように関わってもらいたいのでしょうか。「家族の終末期せん妄の解釈と家族が満足する専門的ケア」について調査した研究があります[20]。

　この研究によると、家族はせん妄を以下のように捉えていました。

家族のせん妄の意味付け

- 死が近付いているサイン（59％；n=143）
- したいこと、言いたいことを伝えようとしている（52％；n=125）
- 苦しみ（45％；n=108）

家族のせん妄の原因の解釈

- 痛み or 身体的不快（60％；n=144）
- 薬の効果（41％；n=99）

　そして、家族が満足する専門的ケアとしては、

- 家族のそばに居ること（オッズ比 0.35 [0.12 – 1.0]；P=0.053）
- 患者の世界を尊重すること（オッズ比 0.16 [0.019 – 1.3]；P=0.088）
- 予測される経過を説明すること（オッズ比 0.13 [0.028 – 0.64]；P=0.011）
- 家族の介護負担を軽減すること（オッズ比 0.84 [0.73 – 0.98]；P=0.025）

が挙げられていました。

なるほどこれも参考にできるかもしれません。

せん妄があくまで病態の一つであったとしても、御家族はそこに意味を見出し、患者さんの世界を尊重した関わりをしてもらうことを望んでいる場合があるということです。

こういったデータも実臨床ではとても参考になると思います。

Summary

- 「せん妄＝不穏」ではない
- せん妄予防にはHELPが有効
- せん妄は患者にとっても辛い

【参考文献】

[1]   Leslie DL, et al. One-year health care costs associated with delirium in the elderly population. Arch Intern Med. 2008 Jan 14;168(1):27-32. [PMID：18195192]
[2]   Inouye SK, et al. Delirium in elderly people. Lancet. 2014 Mar 8;383(9920):911-22. [PMID：23992774]
[3]   American Psychiatric Association Diagnostic and statistical manual of mental disorders: DSM-5. 5th ed2013; Arlington, VA:American Psychiatric Association, These are long-awaited consensus-derived, gold standard diagnostic criteria.
[4]   Inouye SK, et al. Clarifying confusion: the confusion assessment method. A new method for detection of delirium. Ann Intern Med. 1990 Dec 15;113(12):941-8. [PMID：2240918]
[5]   Wei LA, et al. The Confusion Assessment Method: a systematic review of current usage. J Am Geriatr Soc. 2008 May;56(5):823-30. [PMID：18384586]
[6]   Inouye SK.Delirium in older persons. N Engl J Med. 2006 Mar 16;354(11):1157-65.

[PMID : 16540616]

[7]　Maldonado JR. Am J Geriatr Psychiatry. 2013 Dec;21(12):1190-222. [PMID: 24206937]

[8]　Fong TG, et al. Adverse outcomes after hospitalization and delirium in persons with Alzheimer disease. Ann Intern Med. 2012 Jun 19;156(12):848-56, W296. [PMID: 22711077]

[9]　Marcantonio ER, et al. Outcomes of older people admitted to postacute facilities with delirium. J Am Geriatr Soc. 2005 Jun;53(6):963-9. [PMID : 15935018]

[10]　Hospital Elder Life Program https://www.hospitalelderlifeprogram.org/ (2019年4月29日にアクセス)

[11]　Inouye SK, et al. A multicomponent intervention to prevent delirium in hospitalized older patients. N Engl J Med. 1999 Mar 4;340(9):669-76. [PMID:10053175]

[12]　Inouye SK, et al. Delirium in elderly people. Lancet. 2014 Mar 8;383(9920):911-22. [PMID:23992774]

[13]　O'Mahony R, et al. Synopsis of the National Institute for Health and Clinical Excellence guideline for prevention of delirium. Ann Intern Med. 2011 Jun 7;154(11):746-51. [PMID: 21646557]

[14]　Inouye SK, et al. The Hospital Elder Life Program: a model of care to prevent cognitive and functional decline in older hospitalized patients. Hospital Elder Life Program. J Am Geriatr Soc. 2000 Dec;48(12):1697-706. [PMID : 11129764]

[15]　Hshieh TT, et al. Effectiveness of multicomponent nonpharmacological delirium interventions: a meta-analysis. JAMA Intern Med. 2015 Apr;175(4):512-20. [PMID: 25643002]

[16]　Rubin FH, et al. Sustainability and scalability of the hospital elder life program at a community hospital. J Am Geriatr Soc. 2011 Feb;59(2):359-65. [PMID : 21314654]

[17]　Hshieh TT, et al. Hospital Elder Life Program: Systematic Review and Meta-analysis of Effectiveness. Am J Geriatr Psychiatry. 2018 Oct;26(10):1015-33. [PMID: 30076080]

[18]　Van Rompaey B, et al. The effect of earplugs during the night on the onset of delirium and sleep perception: a randomized controlled trial in intensive care patients. Crit Care. 2012 May 4;16(3):R73. [PMID : 22559080]

[19]　Bruera E, et al. Impact of delirium and recall on the level of distress in patients with advanced cancer and their family caregivers. Cancer. 2009 May 1;115(9):2004-12. [PMID : 19241420]

[20]　Morita T, et al.Terminal delirium: recommendations from bereaved families' experiences. J Pain Symptom Manage. 2007 Dec;34(6):579-89. [PMID : 17662572]

04 ｜ 口腔ケア

口腔ケアは多岐にわたり非常に重要な役割をもつとされています。

そして口腔ケアは多くの看護師が病院・施設・在宅など様々な場所で実践するもので、ほとんどの看護師に関係のある看護実践でもあります。

ヴァージニア・ヘンダーソンも有名な著書『看護の基本となるもの』の中で「患者の口腔内の状態は看護ケアの質を最もよく表すもののひとつである」[1]と述べています。

例えば入院前は自分自身で歯磨きをしていた人も入院すると（疾患によっては）歯磨きを十分に行えないことも考えられます。

実際、入院中の口腔衛生の変化に関するエビデンスのシステマティックレビュー [2]（選択された5つの研究の内、4つがICU、残り1つはICUと心臓外科病棟を対象とした調査で入院期間は5〜20日間）では、入院中に歯垢の統計学的に有意な増加が示されていました。

ただ、この研究で対象になったのはICUでの研究がほとんどなので、一般病棟での実践に単純に適用することはできないと思います（例えば糖尿病で教育入院目的で1週間入院したADLが自立した成人患者がいたとして、その患者が入院中に歯垢が一気に増えるとは考えにくいですよね）。

しかし、このような研究の限界はあるものの、非常に示唆に富んでおり、口腔ケアの必要性を示すものでもあります。

ただ、アイルランドの大学病院での研究 [3] によると、アンケート調査の結果、口腔ケアのやり方は標準化されておらず、様々な製品が用いられていたことが分かりました。

最近では口腔ケアのマニュアルを作成している施設も多いでしょうが、実際の細かな部分はばらつきがあるのが現状かもしれません。

ちなみにクリティカルケア看護学会と日本集中治療医学会が合同で「人工呼吸器関連肺炎予防のための気管挿管患者の口腔ケア実践ガイド（案）」[1] を作成しています。

　では口腔ケアに関するエビデンスをまとめてみたいと思います。

口腔ケアの有効性

　歯垢1グラムあたりには100億〜1,000億個もの細菌が存在するといわれており、肺炎や感染性心内膜炎などの原因になりうるとされています。その他にも口腔環境は様々な疾患と関連性があることが指摘されており、こういったことからも口腔ケアは必要であると考えられているのですね。施設入所高齢者に対して口腔ケアが肺炎の頻度を低下させるかどうかを調査した日本の有名な研究があります[5]。

　11の日本の老人ホームが対象となり、直近3ヶ月の身体症状・認知障害が安定している患者（n=470）が選択（直近3ヶ月間に特別な治療を要した重症感染症、心不全、脳卒中を経験した人はいない）されました。

　そして患者は口腔ケアグループと口腔ケア無しグループにランダムに振り分け、調査者も盲検化※されました。

　調査期間は1996年9月から2年間で、肺炎の診断基準は胸部レントゲン写真で新たな肺の浸潤影を認め、咳嗽、37.8℃以上の体温、呼吸異常のうち一つの特徴がある場合とし、この研究に関与しなかった2人の放射線科医が肺炎の診断をするというガチガチな手法が用いられました。

　介入としては、看護師又は介護者が毎食後患者の歯を歯磨き粉なしの歯ブラシで約5分間掃除を行い、いくつかの症例ではイソジンを追加しました。

　具体的には
* 口蓋、下顎粘膜、舌背をブラッシング
* 週に一回歯科医又は歯科衛生士が専門的口腔ケア（歯垢・歯石コントロール）を行いました。

※詳細は巻末の用語一覧を参照

対照群の方は、数人の患者は自分自身で1日1回又は不定期的にブラッシングを行い、介護者には口腔ケアを依頼しませんでした。

　肺炎、発熱日数、肺炎による死亡、ADL（バーセルインデックス）、認知機能（MMSE）を測定しています。

　追跡調査の結果、

- 肺炎（RR 1.67〔95％ CI：1.01 – 2.75, P<0.05〕）
- 発熱日数（RR 2.45〔95％ CI：1.77 – 3.40, P<0.01〕）
- 肺炎による死亡（RR 2.40〔95％ CI：1.54 – 3.74, P<0.01〕）

は口腔ケアなしグループで有意に多いという結果になりました。

　また、ADLと認知機能は口腔ケアグループで改善傾向を示し、24ヶ月時点での口腔ケアグループのMMSEは有意に改善しました。

　これは「口腔ケア→ADL・認知機能改善」というメカニズムではなく、「口腔ケアなしグループは肺炎になりやすい→肺炎がADLやMMSEの低下を引き起こす」というメカニズムであると考えられているようです。この研究から施設における口腔ケアが肺炎や肺炎による死亡などに有効である可能性が示されました。

　では病院においてはどうなのでしょうか？

　食道切除を受けた食道癌患者の術後肺炎に対する口腔ケアの予防効果を調査した多施設後ろ向き研究がありました [6]。

　この研究では大学病院で食道切除を受けた患者を、歯科医および歯科衛生士から術前の口腔ケアを受けた人（口腔ケアグループ; n＝173）と、そのようなケアを受けなかった人（コントロールグループ; n＝107）に遡及的に分けて比較しました。

　具体的には以下の介入が行われています。

口腔ケアの内容

- 口腔衛生指導
- 歯石の除去
- 専門的な機械的歯クリーニング
- 歯ブラシによる舌苔の除去
- 重度の歯周炎における抜歯

　その結果、多変量解析により術前口腔ケアの欠如が術後肺炎の独立した危険因子であることが示されました。ちなみに、平均入院期間と死亡率は口腔ケア群と対照群間で差はありませんでした。この研究でも口腔ケアと肺炎の関連性が示されました。

　しかし、介入が歯科医・歯科衛生士による専門的ケアであるため、看護師による口腔ケアに一般化することは出来ませんね。

　また、ランダム化された研究ではないので、一般的にはエビデンスレベルとしては高くありません。ただ、平成24年度に「周術期口腔機能管理」が新設されるなど、周手術期の口腔ケアの重要性が認知されてきている今日において、単純に口腔ケアの有無でRCTを実施するようなことは現実的ではありません。

　この研究のような後ろ向きの研究を積み重ねていくことも重要だと思います。

　この他にも口腔ケアは咳嗽反射を改善させる効果があるという研究もあります。

　誤嚥性肺炎の危険因子である咳嗽反射の低下に対する口腔ケアの効果を調べることを目的とした研究があります[7]。

　この研究では、介入群（n=30）および対照群（n=29）に無作為に割り付けられた老人ホーム利用者において、咳嗽反射感受性を測定しました。

　具体的に言うとどのくらいのクエン酸を生理食塩水に溶かして超音波ネブライザーで送り込むと、咳をしやすいのかを評価しています。クエン酸濃度がより低い状態で咳をした時に、「咳嗽反射が起こりやすくなっている（感受性が高まっている）」と判断するわけですね。

　介入群では、1ヶ月間看護師または介護者が、毎食後に約5分間、歯ブラシで清掃し、歯磨き粉を使用しない通常の毎日の歯磨きとして、口蓋および下顎の

粘膜および舌の背側も含むブラッシングを行いました。

　対照群の患者は、同じ期間に自身の口腔ケアを行っています。

　血清サブスタンスＰ（SP）濃度、認知機能、および日常生活活動（ADL）も評価しました。

　その結果、介入群において、30日目の咳嗽反射感受性はベースラインよりも有意に高い感受性が示されました（P<0.01）。

　また、介入群の咳嗽反射感受性は対照群よりも有意に高いという結果になりました（P<0.05）。

　対照群と比較して、咳嗽反射感受性の改善のオッズ比は介入群で5.3（95％CI：1.7〜16.0；P<0.005）でした。

　口腔ケアは、老人ホーム利用者の咳嗽反射感受性を改善することによって肺炎の発生率を減少させる可能性が示唆されました。咳嗽反射の感受性が改善するメカニズムは不明とのことですが、筆者は、「集中的な口腔ケアは口腔咽頭病原微生物の暴露の機会を減らすことにより、咳の受容体の脱感作を緩和することができるのかもしれない」と述べています。

　つまり「口腔内が日常的に汚染されていると体がそれに慣れてしまって咳嗽反射が起こりにくくなってしまう。集中的な口腔ケアは、それを防ぐことで咳嗽反射を起こりやすくさせる」ということですね。

　この他にも、口腔ケアの嚥下反射などに対する有効性を調査した研究があります[8]。

　この研究では、脳血管障害に起因する嚥下障害をもつ40人の老人ホーム居住者を積極的口腔ケアと通常ケアにランダム割付しています。

　20人を介入群（一ヶ月間歯と歯肉を歯ブラシと蒸留水で介護者が毎食後掃除）、20人を対照群（同じ期間自分自身で掃除）に割付しています。

　嚥下反射は、咽頭に1mLの蒸留水を注入することで誘発し、そして注入から嚥下開始までの時間（LTSR：latency time of the swallowing reflex）を定量化して評価しました。

　朝食前のLTSRを研究開始前、研究3日目、10日目、30日目に調べました。そして、LTSRを調べる前に唾液中のサブスタンスPを評価し、ADLとMMSEも

測定しています。

その結果、ベースライン時点でのLTSR、サブスタンスP、ADL、MMSEには統計学的に有意な差はみられませんでしたが、介入群は3日目（6.4秒）、10日目（4.4秒）、30日目（4.2秒）のLTSRが有意に減少していました。

また、唾液中のサブスタンスP［**注1**］（オッズ比：7.1 [95%CI;1.3-38.7]）とADLスコア（オッズ比：6.1 [95%CI;1.5-35.7]）は介入群で有意に高くなっていました。

MMSEについては有意差がありませんでした。

積極的な口腔ケアをすることがサブスタンスPを増加させ、嚥下反射を改善する可能性があることが示されました。

筆者はサブスタンスPの増加について「ブラッシングが口腔内の感覚神経を刺激して神経ペプチドの放出を高めている可能性が示唆された」と述べています。

> ［**注1**］　サブスタンスPは嚥下反射や咳嗽反射などにおいて重要な役割を果たす物質

このように、口腔ケアは肺炎予防だけに留まらず、咳嗽反射や嚥下反射を改善する可能性もあり、こういったことからも重要性が伺えます。

また、口腔ケアの研究は集中治療の領域でもよく行われています。よくあるのが、口腔ケアがVAP（Ventilator Associated Pneumonia：人工呼吸器関連肺炎）予防に繋がるという研究です [9]。

VAPは唾液や歯垢の細菌のコロニー形成に起因する誤嚥性肺炎で、ある調査 [10] によると、人工呼吸器患者におけるVAP発生率は8〜28％で、死亡率は24〜50％（施設によっては76％）程度と報告されているので、これを予防できればその意義は大きいですね。

では次に、口腔ケアの実際、よく使用される洗口液に関するエビデンスをまとめてみたいと思います。

水

　皆さんの施設では口腔ケアの際、洗口液として何を使用しているでしょうか?

　日本のICUを対象とした気管挿管患者への口腔ケアの実際を調査した研究 [11] では洗口液の種類は「水道水」453 名 (70 %) が最も多いという結果でした。おそらく多くの施設で水道水がよく用いられているのではないでしょうか。

　しかし、「病院の水道水は院内細菌で汚染されている可能性がある」という研究 [12] があります。この研究では、病院の水によりどの程度の院内感染が引き起こされているのか調査しました。

　MEDLINEで1966〜2001年まで「水」「病院」「感染症」で検索しています。

　その結果、病院の水は環境表面（シンク、排水管、ジェットバス）、医療機器（栄養注入バッグ・内視鏡・呼吸機器等を水道水ですすぐことに起因）、医療従事者を汚染し、最終的に患者に影響を及ぼす可能性があることが示されました。

　また、43の水媒介院内感染のアウトブレイクが報告されており、アメリカで緑膿菌単独による水媒介肺炎により毎年 1,400 程度の死亡が発生していると推算されています。

　こういった研究を根拠に「口腔ケアの際は水道水ではなく滅菌水の使用を推奨する」という主張もあるようですがガイドラインなどでそのように記述されているものは見つかりませんでした。

　全患者に適用するのではなく、免疫力が低下している患者などには滅菌水を用いるなどの対応が現実的かもしれません [13]。

　ただ、まだどのくらい有効なのかわかっていないことも多いようです [14]。

クロルヘキシジン

　クロルヘキシジンについてはある程度エビデンスが集積しているようです。

　まず、クロルヘキシジンにはプラークの歯への付着を抑制する効果があるとされています [15]。

また、物理的に除去することが困難な部位などに対しクロルヘキシジンは一定の効果を有する可能性もあります。

ただ、歯垢がある状態でもクロルヘキシジンはバイオフィルムを減らすことで歯肉炎を防ぐことができるのか検証した研究 [16] では、クロルヘキシジン洗浄液は歯垢を除去しない場合、歯垢・歯肉への効果は殆ど見られないという結果になりました。

内容

- ブラジルの歯科大学の健康な学生20人（18〜35歳）が対象
- 機械的に歯垢を除去するグループと除去しないグループにランダム化し、両群ともに21日間0.12％グルコン酸クロルヘキシジン液で口をすすいだ
- ベースライン時と最終日に歯垢指数、歯肉指数、歯肉溝滲出液について評価

やはり機械的に歯垢を除去することは重要であるということが示唆されました。

実際の研究を見てみましょう。

クロルヘキシジンとチモール（ジャコウソウなどから得られる香油の成分 [17]）の有効性を比較した二重盲検並行群間ランダム化比較試験があります [18]。

この研究では介入群は0.2％クロルヘキシジンを用いた口腔ケア、対照群はチモールを用いた口腔ケアを実施して比較しています。

具体的には看護師が7日間にわたり1日1回20 mLの溶液（クロルヘキシジン or チモール）で口腔ケアを行いました。

高齢者病棟に入院した65歳以上の患者が対象となり、口腔感染症を有する患者、入院中に肺炎の診断を受けた患者は除外されています。90人が基準を満たしランダム化されましたが、追跡調査中に退院や死亡などで脱落し、最終的に35人（対照群）および43人（介入群）の患者が解析されました。

その結果、クロルヘキシジンは、チモールを用いた通常の口腔ケアと比較して、口腔内コロニー形成の減少に有効であることが示されました（P<0.001）。また口腔内細菌の定着リスクは、クロルヘキシジン群と比較してチモール群の

方がほぼ3倍高いという結果でした。

　また、クロルヘキシジンはVAPの発生を減少させる可能性が示唆されています[19][20]。

　しかし、重症患者を対象にクロルヘキシジン口腔ケアを6時間毎に実施し、口腔ケア前後（口腔ケア前、口腔ケア15分後、60分後、120分後、240分後、360分後）に唾液中のクロルヘキシジン濃度を測定した研究では、口腔内の細菌数はクロルヘキシジン口腔ケア後でも経時的に減少せず、クロルヘキシジン濃度は急速に減少したという結果になりました[21]。

　どこまで積極的に使用するかはまだまだ議論の余地がありそうです。ただ、クロルヘキシジンによるアナフィラキシーが発生した事例も報告[22]されており、そういった背景からか、海外での研究ではクロルヘキシジン濃度0.12〜0.2％程度であるのに対し日本では0.01％程度の濃度で使用されることが多いです。

　研究結果を実践に適用する際にはこの辺りも考慮する必要がありそうです。また、注意しないといけないのは、同じクロルヘキシジンの効果を検証した研究でもICU患者を対象とした研究、病棟患者を対象とした、地域住民を対象とした研究などそれぞれ患者背景が全く異なるので「クロルヘキシジン＝有効/無効」と単純化し過ぎるのではなく、自分の実践に適用できるのかどうかは吟味する必要もあります。

ポピドンヨード

　ポビドンヨードは殺菌効果はあるものの[23]、粘膜毒性や組織障害性が指摘されていることからもクロルヘキシジンほど積極的に研究がなされていない印象があります[24]。

　ポビドンヨードの上気道感染症予防効果を検証した日本で行われた研究があるので紹介します[25]。

　この研究は2002〜2003年の冬季に実施され、18〜65歳の健康なボランティア（387人）を対象としました。

　参加者は、水でのうがい、ポビドンヨードでのうがい、および通常のケア（コ

ントロール群：これまでのうがいの習慣を維持）にランダムに割り当てられ、2つのグループの被験者は、少なくとも1日に3回、水または希釈したポビドンヨードでうがいをしています。

60日間追跡調査し、プライマリーアウトカム（その研究で一番重要であるとされている評価項目）は上気道感染症の発生率で、上気道感染症の症状の重症度も評価しました。

ITT解析を実施しています。

その結果、合計130名の参加者が上気道感染症を発症しました。

上気道感染症の発生率は、対照群では0.26 episode/ 30 person-daysでしたが、水うがい群では0.17 episode/ 30 person-daysに減少し、ポビドンヨードうがい群では0.24 episode/ 30 person-daysに減少していました。

対照群に対する発生率比は水うがい群で0.64（95％CI：0.41-0.99）、ポビドンヨードうがい群で0.89（95％C：0.60-1.33）でした。

また、上気道感染症が発生した場合でも、水うがいは気管支症状を緩和する傾向にありました（P=0.055）。

これは、水道水に含まれている塩素がウイルスを不活化した可能性やポビドンヨードうがいの場合、その刺激により十分にうがいが出来なかった可能性が指摘されています。

また、参加者は盲検化されていないのでポビドンヨードうがい群の参加者が「よく効いてる気がする」と感じやすい傾向にあると考えられるので、その辺りも考慮する必要がありそうです。

なんにせよ、イソジンうがいよりも水うがいの方が有効であることが示唆されました。

また、前述のようにポビドンヨードには粘膜毒性もあるので、「**ポビドンヨードうがいの必要はない**」ではなく、「**ポビドンヨードうがいはするべきでない**」とまで言えるのかもしれません。

義歯にまつわるエビデンスをいくつかまとめてみました。

デンチャーマーキング

義歯本体に名前を記入することを「デンチャーマーキング」と呼ぶそうです。

日本老年歯科医学会は認知症患者の義歯診療ガイドライン 2018[26] で「徘徊時や災害時の身元確認にも有効であると考えられる」とし、「取り違えあるいは紛失の防止のために義歯への名前入れは推奨される」と述べています。

確かにシールなどで義歯ケースに名前が記載されていても、仮に本人がケースから出してどこかに置いてしまったりすると同定が困難になることは想像に難くありません。

実際、介護施設や病院職員を対象にした調査[27] では、義歯の所有者を探すのに困った経験をもつ職員は 82％であったと報告されています。この他にも、入れ歯は病院でよく失くなるという研究[28] もありました。

義歯の紛失は
- 新しい入れ歯にうまく適応できるかという問題
- 時間とお金がかかる
- 紛失中の食事、発声、コミュニケーションなどにも影響する可能性

など、様々な問題が生じる可能性があるのでそういった意味でもある程度の有効性はありそうです。

義歯の装着は認知症予防に繋がる？

歯の喪失の多さは認知機能障害と関連性があることが報告されています[29][30]。

そして、咬合支持を失うと記憶・学習などの高次脳機能が低下することも様々な研究で明らかになってきています[31]

こういったことから「義歯を装着すれば認知症予防に繋がるのではないか？」という発想が生まれたわけですね。ただ、歯の喪失は認知症との関連はあるも

のの「歯の喪失」自体が様々なpoor outcomeと関連しているので「歯の喪失→認知症」と単純化出来るものでもないようです。

ただ、口腔衛生と認知症の発症の関連性を調査した研究 [32] によると、残存歯が少なく義歯のない人は認知症発症リスクが有意に増加していました（HR 1.85 [1.04 - 3.31]）が、残存歯が少なくても義歯のある人は有意なリスク増加は認めないという結果になったので、義歯装着による認知症予防の可能性は少なからずあると考えます（勿論、「歯がなくなっても義歯を装着しない人は装着する人と比べると、その他の健康習慣も良くないことが多い」という可能性もありますが）。

認知症患者の義歯診療ガイドライン2018でも「使用可能な義歯装着は認知症の予防に有用となる可能性がある」としています。

義歯をつけたまま寝るのは肺炎のリスク？

地域在住の85歳以上の男女において（n=453）夜間就寝時も義歯を装着したままの人は夜間就寝時は義歯を外す人より肺炎による入院・死亡は多いのかを検証した前向き観察研究※ [33] があります。

調査によると、40.8％（186人）の人が夜間に義歯を装着していたことが分かりました。

そして、就寝時に義歯を装着したままの患者は、肺炎リスクが約2.3倍（HR 2.38 [95％CI:1.25 - 4.56]）高くなることが示されました。

筆者は「夜間の義歯の装着は全体的にpoorな口腔衛生実践（歯科検診の少なさ、義歯の洗浄回数の少なさ等）と関連している為その影響もあるかもしれない」と指摘しています。

つまりこの研究からは、就寝時の義歯装着を止めれば肺炎のリスクを十分に軽減するかどうかはまだハッキリしないということです。

東京医科歯科大学のウェブサイト [34] を見てみると「就寝前には外して保管するのが基本です」と記載がありました。

やはり基本は外しておくようです。

ただ、「患者さんによっては就寝中も義歯を入れるようお勧めする場合もあります」という記載もあるので、担当の歯科医に確認するのが一番確実かもしれ

※詳細は巻末の用語一覧を参照

ません。

Summary

- 口腔ケアは肺炎を予防し、咳嗽反射をも改善させる可能性がある
- 消毒効果のある洗口液もあるが、やはり物理的にブラッシングすることの効果が大きい
- うがいはポビドンヨードより水の方が良い

参考文献

[1] ヴァージニア・ヘンダーソン著,湯槇ます・小玉香津子 訳.看護の基本となるもの.2016年 再新装版 p16.

[2] Terezakis E, et al. The impact of hospitalization on oral health: a systematic review. J Clin Periodontol. 2011 Jul;38(7):628-36. [PMID：21470276]

[3] Stout M, et al. Developing and implementing an oral care policy and assessment tool. Nurs Stand. 2009 Aug 12-18;23(49):42-8. [PMID：19743609]

[4] クリティカルケア看護学会,日本集中治療医学会. 人工呼吸器関連肺炎予防のための気管挿管患者の口腔ケア実践ガイド（案）

[5] Yoneyama T, et al. Oral care reduces pneumonia in older patients in nursing homes. J Am Geriatr Soc. 2002 Mar;50(3):430-3. [PMID：11943036]

[6] Soutome S, et al. Preventive Effect on Post-Operative Pneumonia of Oral Health Care among Patients Who Undergo Esophageal Resection: A Multi-Center Retrospective Study. Surg Infect (Larchmt). 2016 Aug;17(4):479-84. [PMID：27135659]

[7] Watando A, et al. Daily oral care and cough reflex sensitivity in elderly nursing home patients. Chest. 2004 Oct;126(4):1066-70. [PMID：15486365]

[8] Yoshino A, et al. Daily oral care and risk factors for pneumonia among elderly nursing home patients. JAMA. 2001 Nov 14;286(18):2235-6. [PMID：11710887]

[9] Stonecypher K. Ventilator-associated pneumonia: the importance of oral care in intubated adults. Crit Care Nurs Q. 2010 Oct-Dec;33(4):339-47. [PMID：20827066]

[10] Chastre J, et al. Ventilator-associated pneumonia. Am J Respir Crit Care Med. 2002 Apr 1;165(7):867-903. [PMID：11934711]

[11] 田戸朝美他.集中治療領域における気管挿管患者への口腔ケアに関する看護師の認識と実際.Journal of Japan Academy of Critical Care Nursing Vol. 11, No. 3, pp. 25-33, 2015

[12] Anaissie EJ, et al. The hospital water supply as a source of nosocomial infections: a plea for action. Arch Intern Med. 2002 Jul 8;162(13):1483-92. [PMID：12090885]

[13] Marrie TJ, et al. Control of endemic nosocomial legionnaires' disease by using sterile potable water for high risk patients. Epidemiol Infect. 1991 Dec;107(3):591-605. [PMID：1752308]

[14] Fernandez Rodriguez B, et al. Oral care in a neonatal intensive care unit. J Matern Fetal Neonatal Med. 2017 Apr;30(8):953-957. [PMID：27242010]

[15] Eley BM. Antibacterial agents in the control of supragingival plaque--a review. Br Dent J. 1999 Mar 27;186(6):286-96. [PMID：10230103]

[16] Zanatta FB, et al. The effect of 0.12% chlorhexidine gluconate rinsing on previously plaque-free and plaque-covered surfaces: a randomized, controlled clinical trial. J Periodontol. 2007 Nov;78(11):2127-34. [PMID：17970679]

[17] デジタル大辞泉 - チモール（thymol）

[18] Sharif-Abdullah SS, et al. The effect of chlorhexidine in reducing oral colonisation in geriatric patients: a randomised controlled trial. Singapore Med J. 2016 May;57(5):262-6. [PMID：27211885]

[19] Roberts N, et al. Chlorhexidine and tooth-brushing as prevention strategies in reducing ventilator-associated pneumonia rates. Nurs Crit Care. 2011 Nov-Dec;16(6):295-302. [PMID：21999420]

[20] Munro CL, et al. Chlorhexidine, toothbrushing, and preventing ventilator-associated pneumonia in critically ill adults. Am J Crit Care. 2009 Sep;18(5):428-37; quiz 438. [PMID：19723863]

[21] Roberts N, et al. Chlorhexidine and tooth-brushing as prevention strategies in reducing ventilator-associated pneumonia rates. Nurs Crit Care. 2011 Nov-Dec;16(6):295-302. [PMID：21999420]

[22] 刑部 敦, 大久保 憲. わが国におけるクロルヘキシジングルコン酸塩によるアナフィラキシー発生についての文献的考察. 日本環境感染学会誌 2015; 30(2): 127-34.

[23] 鴨井 久一, 他. 口腔内病原性細菌に対する in vitro でのポビドンヨード溶液の殺菌効果. 日本歯周病会誌 1990; 32(2): 660-666.

[24] Sato S, et al. Povidone-iodine-induced cell death in cultured human epithelial HeLa cells and rat oral mucosal tissue. Drug Chem Toxicol. 2014 Jul;37(3):268-75. [PMID：24219135]

[25] Satomura K, et al. Prevention of upper respiratory tract infections by gargling: a randomized trial. Am J Prev Med. 2005 Nov;29(4):302-7. [PMID：16242593]

[26] 認知症患者の義歯診療ガイドライン 2018/一般社団法人 日本老年歯科医学会 - CQ#7 認知症患者において，義歯への名前入れは，義歯の紛失防止に有効か? p.30

[27] 下山 和弘, 他 老人施設におけるデンチャー・マーキングの必要性, 老年歯科医学, 1992-1993; 7(1): 8-13.

[28] Michaeli L, et al. Denture loss: an 8-month study in a community dental setting. Gerodontology. 2007 Jun;24(2):117-20. [PMID：17518960]

[29] Henriksen BM, et al. Cognitive impairment is associated with poor oral health in individuals in long-term care. Oral Health Prev Dent. 2005;3(4):203-7. [PMID：16475448]

[30] Grabe HJ, et al. Tooth loss and cognitive impairment. J Clin Periodontol. 2009 Jul;36(7):550-7. [PMID：19538327]

[31] 飯田 祥与, 咬合支持の喪失と回復が空間記憶や高次脳機能に及ぼす影響, 日本補綴歯科会誌 2016; 8(4): 369-73.

[32] Yamamoto T, et al. Association between self-reported dental health status and onset of dementia: a 4-year prospective cohort study of older Japanese adults from the Aichi Gerontological Evaluation Study (AGES) Project. Psychosom Med. 2012 Apr;74(3):241-8. [PMID：22408130]

[33] Iinuma T, et al. Denture wearing during sleep doubles the risk of pneumonia in the very elderly. J Dent Res. 2015 Mar;94(3 Suppl):28S-36S. [PMID：25294364]

[34] 国立大学法人 東京医科歯科大学 http://www.tmd.ac.jp/pro/70_5583884f465ef/index.html（2019年9月3日にアクセス）

05 | 身体拘束

　これは文字通り身体を動かないように拘束することを意味します。

　色々な論文でも「身体の動きを制限するもの」と定義されていることが多いように思います。そして、病院などではしばしばこの身体拘束が用いられますよね。

　韓国のICUにおける身体拘束の使用パターンを調査した研究によると、身体拘束を適用するという決定の90％以上は看護師によってなされており、患者が医療機器を取り外さないようにすること（48.6％）が主な理由であると報告されました。一方で、この研究では、認知状態の改善（29.3％）が拘束の解除の主な理由であるとも報告しています [1]。

　逆に言えば「認知状態が不安定な患者で医療器具がついている患者には身体拘束が必要」と考える看護師が多いとも言えそうです。医療器具というのは、例えば、人工呼吸器や中心静脈カテーテル、ドレーン等が主なものとして挙げられると思います。

　人工呼吸器を装着している患者であればそれを外してしまうと場合によっては死に直結しますし、中心静脈カテーテルからはその患者に必要な点滴や薬剤を投与しているのでこれも患者の全身状態に大きく影響するので、医療従事者としては絶対に回避したいですよね。

　こういったことから、病院などではしばしば身体拘束が用いられるのですが、当然、倫理的な問題が出てきます。身体を自由に動かせない患者自身はとても辛いだろう、その患者の家族の心も痛むんじゃないか、身体を拘束することによる傷害だって起こり得るんじゃないか。

ただ一方で、（身体拘束は転倒予防目的で用いられることもあるのですが）倫理的な面も考慮して身体拘束を使用しなかったケースで転倒してしまった時、訴訟になって施設側が数千万円の賠償金を請求されている事例も散見されます。

このように身体拘束には安全と尊厳のトレードオフ的な側面もあり、非常に悩ましい問題になっています。

本稿では身体拘束にまつわるエビデンス、特に患者・家族・医療従事者が身体拘束をどのように捉えているのかということについてのエビデンスをまとめます。

身体拘束の実施率

身体拘束にはいくつか種類があります。

色々なものがありますが、ベッド柵（柵を全てつけて降りられないようにするもの）や手首を拘束して腕が動かせないようにするもの、腰辺りにベルトを付けて体幹を抑制するものなどが一般的です。

さて、その身体拘束はどのくらいの頻度で実施されているのでしょうか？

急性期病院における身体的拘束の実施率と身体的拘束リスク因子を調査した研究があります [2]。ドイツの4つの急性期病院（n＝1276［平均年齢65歳，女性45％，外科50％］）を対象に調査しました。

方法としては
● 外部調査員がデータ収集
● 病棟毎に（無作為に選ばれた日に）3回訪問
というやり方で調査されました。

その結果、少なくとも1つの身体的拘束を受けた患者は11.8％（95％CI：7.8-15.7）でした。

● 4点柵：9.8％（95％CI：6.5-13.1）
● 片手首拘束：0.5％（95％CI：0.0-1.1）

看護・ケアのエビデンス

05
身体拘束

- 両手首拘束：2.5％（95％CI：0.2-4.9）
- 体幹ベルト：0.1％（95％CI：0.0-0.3）
- 固定テーブル付椅子：0.4％（95％CI：0.0-0.8）

　また、部署によって身体拘束実施率の差が大きいということが分かりました（一般病棟：0.0〜31.3％, ICU：0.0〜90.0％）。

　この研究では、身体拘束のリスク因子についても検討されています。その結果、以下のようになりました。

患者背景と調整オッズ比

- 経管栄養チューブ：2.70（1.40-5.22）
- バルンカテーテル：6.52（3.75-11.34）
- ICU患者：3.39（1.29-8.92）

　やはりICUの方が比較的実施率が高そうです。これは冒頭で述べたようにICUの患者の方が様々な医療器具を付けていることが多く、またそれが患者に与えている影響が大きいことが要因であると考えられます。
　ベッド柵の実施率が高いという結果でしたが、他の身体拘束と比べて直接患者の身体を抑制するわけではないため、心理的に行いやすいということもありそうです。

　さて、身体拘束が一般的に用いられていることは分かりましたが、そもそも本当に有効なのでしょうか？　また、どのくらい有効なのでしょうか？

身体拘束の有効性

　どのくらい有効なのか考えるのは勿論大切ですが 、その「どのくらい有効なのか？」をどうやって検証するのかもすごく大切な要素になります。
　具体的な介入の効果を検証する時、ランダム化比較試験が行われることが多くありますが、身体拘束の有効性を検証する際、どのようなランダム化比較試

験が行われているのでしょうか？

　例えば身体拘束と転倒との関連を調査したランダム化比較試験を検索してみましょう。

　Pubmed（医学・生物学系の文献データベース）で検索する時、色々なテクニックがあるのですが、こういう時は「Meshターム」というものを使うと非常に捗ります。

　例えば「おにぎり」という言葉がありますが、この他に「おむすび」と言ったり、「握り飯」と言ったりもしますよね。

　でも検索する時に「おにぎり」と検索したらヒットするのは基本的には「おにぎり」だけです。

　これは医学用語にも同じことが言えます。

　例えば「がん」のことをcancerと言いますが、carcinomaとも言ったりします。

　つまりこういう時に何が起こるのかというと「がんのことを検索したいからどっちも該当するなら全部ヒットして欲しい。だけど実際にヒットするのは検索した用語だけ」ということになってしまいます。

　これでは非常に不便です。

　そこで出てくるのが前述のMeshタームです。

　Meshタームは簡単に言うとおにぎりやおむすび、握り飯の全てをまとめたキーワードのことで、これで検索すると該当する言葉のすべてがヒットするようになります。

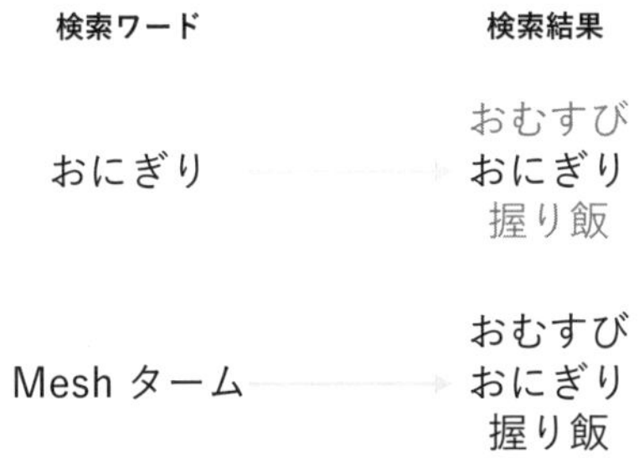

検索ワード	検索結果
おにぎり ──────→	おむすび おにぎり 握り飯
Mesh ターム ──────→	おむすび おにぎり 握り飯

図1

Pubmedのトップページの「Mesh Database」をクリック

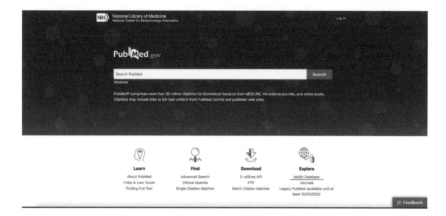

検索窓にキーワードを入力（ここでは「転倒（fall）」）

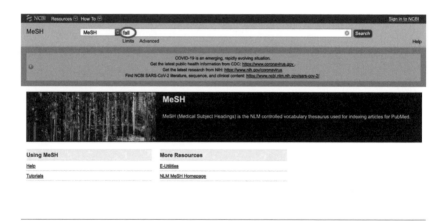

検索したキーワードのMeshタームの候補がいくつか表示されるので自分が検索したいものを選ぶ（ここではAccidental falls）

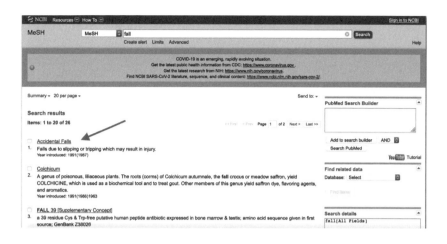

選択するとそのMeshタームについての説明が表示されるので、適したものであれば

① Add to search builderをクリック

② PubMed Search BuilderにMeshタームが追加される

③ Search PubMedをクリック

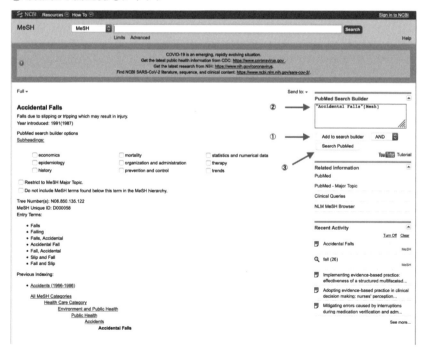

そうすると転倒のMeshタームであるAccidental Fallsで検索することが出来る

　調べてみると、転倒のMeshタームは「Accidental Falls」、身体拘束のMeshタームは「Restraint, Physical」でした。

　これらを一緒に検索すると転倒と身体拘束をMeshタームで検索しつつこの二つがヒットする論文が見つかります。

　また、Pubmedでは研究の種類でも検索できるので前述の検索式に加えて「ランダム化比較試験」も追加して探すことが出来ます。

　その結果、2019年6月27日時点では12の論文がヒットしました。

　一通り目を通してみると「教育プログラムを行うグループと通常グループに分けて身体拘束実施率が減るかどうか」を検証している研究が多いことが分かりました。

　つまり、当然ではあるのですが、純粋な「身体拘束の有無」で比較するような研究は存在しないということです。

　本当に純粋な身体拘束の効果を検証するのであれば、同じような背景を持つ患者集団を身体拘束実施グループと実施しないグループに分けて転倒率に差があるかどうか調べれば身体拘束の有効性が分かりますよね。

　しかし当然そんなことは倫理的に問題があるので出来ませんしすべきではありません。ではどうやって検証するのかというと、一つの集団の中の身体拘束が行われている患者と身体拘束が行われていない患者で転倒率を比較するとい

うものが多いです。

　現実的なことを考えるとこうするしかないとは思うのですが少し問題もあるように感じます。具体的には後述しますが、とりあえずそういう形式の研究が多いんだなという認識で読んで頂ければ幸いです。

　では実際の論文を読んでみましょう。

　老人ホームを対象に高度実践看護師（日本で言うところの認定看護師や専門看護師、ナースプラクティショナー等）の介入によるベッド柵使用抑制効果を検証した研究があります　　。

　この研究は前後比較研究で、ベースライン時、介入1ヶ月後、1年後に調査しています。

　老人ホームの全ての居住者に対して深夜と夜間シフト（午後9時から午前6時の間※この時間によくベッド柵が使われているから）中に2人の研究助手がベッド柵の使用を評価したとのことです。

　具体的な介入としては、老年学の高度実践看護師（APN）がケアプランの見直し、スタッフ教育の実施、カンファレンスの参加などを行いました。

　その結果、介入後のベッド柵の使用は減少傾向でした。

　転倒率は、ベッド柵使用中断群では-0.053（95%CI：-0.083～-0.024）と統計学的に有意に減少しましたが、ベッド柵使用継続群では-0.013（95%CI：-0.056～0.030）と有意な減少はみられませんでした。

　また、同じような結果の研究が他にもありました　　。

　その他にも、老人ホームを対象に調査した研究があります　　。

　一貫して身体拘束を受けた119人の居住者と身体拘束を一切受けなかった203人の居住者の転倒率を比較しました。

　ただ、研究期間中に身体拘束状態が変更した居住者115人は除外されていました。

　9.5ヶ月間のうち3ヶ月毎にデータを収集（看護師がラウンドして調査）しました。

患者背景は以下のようになっていました。

患者背景

《混乱（MMSE≦17点）》

身体拘束群：89.9％（n=107）

拘束なし群：41.4％（n=84）　P<0.01

《歩行可能》

身体拘束群：30.3％（n=36）

拘束なし群：71.4％（n=145）　P<0.01

　調査の結果、転倒率は拘束無し群の方が拘束群よりもわずかに少ない傾向にあった（オッズ比：0.72 [95％CI：0.46-1.14]）ということが示されました。

【ベッド柵の転倒予防効果】

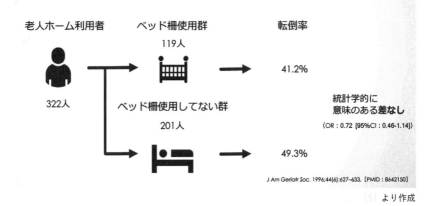

老人ホーム利用者　　ベッド柵使用群　　　　転倒率

322人　　　　　　119人　　　　　　　41.2%

ベッド柵使用してない群　　　　　統計学的に
意味のある差なし

201人　　　　　　　　　　（OR：0.72 [95%CI：0.46-1.14]）

49.3%

J Am Geriatr Soc. 1996;44(6):627–633. [PMID：8642150]

[5] より作成

　この研究では身体拘束の状態が変更した居住者は除外されているので、ずっと拘束され続けているような人と拘束を全く必要としない人しか対象でない為「拘束が必要かどうか微妙」というような現実で多い（というかリアルワールドでより問題になる）症例は含まれていないということになります。

この辺りは実際の目の前の対象にどれだけ適用できるか考える必要がありそうです。

また、これらの研究の根本的な問題は、「ベッド柵を使用していない人と使用している人で比較しているけれど、ベッド柵を使用していない人は使用せずに済む人でもあり転倒リスクも高くない、逆にベッド柵を使用している人は使用せねばならない人であり転倒リスクも高くなるので、単純にベッド柵の有無で比較しても個々の患者背景が結果に与える影響が大きいのではないか」という点だと思います。

つまり「ベッド柵を使用しても転倒率は高い」のではなく「ベッド柵を使用するような人は転倒率がそもそも高い」という偏りがどうしても生じてしまっているということです。

仕方がない部分もあるのですが、こういった事情もあるのに「身体拘束は本当は効果がない！身体拘束の有効性を示すエビデンスはない！」と言ってしまうのは少し言いすぎかなと個人的には思います。

安易な身体拘束は行われるべきではないですし、少しでも減少していくことが望ましいことには変わりないですが。

そして、こういった有効性に関する研究が行われている一方で、身体拘束による傷害に関する研究も行われています。

身体拘束による傷害

身体拘束による傷害を調査したシステマティックレビューがあります 。
この研究では傷害を以下のようにカテゴライズしました。

直接傷害：裂傷、打撲または絞扼を含む、拘束器具の外圧の直接の結果として引き起こされる身体的傷害

間接傷害：死亡率の増加、褥瘡の発生、転倒、転倒関連の傷害、または自宅への退院の失敗など、さまざまな事象に関連する有害な転帰

そして、急性期病院または居宅介護施設の人々を対象とし、すべてのランダム化比較試験および基準を満たす観察研究が検討されました。

　調査の結果、11の論文が同定されましたが、身体拘束に関連した傷害の有病率を扱った研究はほとんどありませんでした。しかし、それにもかかわらず、死亡診断書などの記録では身体的拘束を使用した結果として死亡が発生したことが明確に示されていました。

　また、この研究では身体拘束のpoor outcomeとの関連性も調査されました。

《急性期病院における身体拘束の有無でのpoor outcomeのオッズ》
- 自宅への退院の失敗（OR 12.42 [95%CI：7.16-21.52]）
- 入院中の死亡（OR 11.24 [95%CI：6.07-20.83]）
- 院内感染（OR 3.46 [95%CI：1.93-6.22]）
- 入院中の転倒（OR 6.79 [95%CI：3.44-13.39]）

《居宅介護施設における身体拘束の有無でのpoor outcomeのオッズ》
- 転倒（OR 1.72 [95%CI：1.26-2.35]）
- 転倒による重大な傷害（OR 3.60 [95%CI：1.79-7.27]）
- 転倒による骨折（OR 4.89 [95%CI：1.79-13.36]）

　サンプルサイズが小さいのでかなり信頼区間の幅も大きくなっていますね。
　また、身体拘束が必要になる患者はそもそも予後が良くない可能性があるという点もこれらの結果に影響を与えていると考えられます。

　この他にも、老人ホーム居住者の身体拘束による死亡を説明する1948年から2015年7月までの英語で発表されたすべてのピアレビュー研究を検索したシステマティックレビューがありました[7]。
　この研究から、老人ホーム居住者の身体拘束による死亡が174人いたことが示されています。
　メカニズムとしては下向きにずり落ち、首に圧力がかかり窒息を引き起こす

ケース（n = 8）が最も一般的でした。

　やはり身体拘束には重大な傷害を引き起こすリスクもあるので、実施する際には非常に注意を要することがよく分かります。

　これまでに述べたように、身体拘束は多くの患者に関わることですが、その身体拘束を患者や家族、医療従事者はどう捉えているのでしょうか？

身体拘束の捉え方

　医療従事者はどのように身体拘束を捉えているのか。冒頭で紹介した研究でも少し触れていましたが他の研究ではどうなのでしょうか？

　身体拘束に関する看護師の認識を調査した研究では、ほとんどの看護師は倫理、人権、および尊厳よりも患者の安全を最優先事項として考える必要があると述べていたと報告していました [18]。

　やはり多くの看護師はリスクの面を大きく考慮していることが分かります。

　ある研究では、ほとんどの看護師（86.8％）は「医療機器を適切に付けていられるようにするため」に身体的拘束を実施するというのが主な理由であると報告していました。そして、多くの看護師（68.9％）は、精神的状態が改善されたことを身体拘束の除去の最も重要な理由としていました [19]。

　最初の研究とほとんど同じ結果ですね。

　この他にも、看護職員（看護師508人，看護助手347人）に身体拘束の使用目的について調査した研究があります [20]。

　この研究では、Perception of Restraint Use Questionnaire（PRUQ：身体拘束の認識調査票）を用いて調査しています。

その結果
ベッドからの転落予防（4.2）
チューブ類の抜去予防（フィーディングチューブ［4.2］，カテーテル［4.1］，静脈ライン［4.1］）

1

看護・ケアのエビデンス

05
身体拘束

● 安全の提供（3.7）

※1＝重要でない，5＝最も重要

などの為に身体拘束が重要であると看護職員が考えていたことが分かりました。

やはり安全のために身体拘束が行われることが多そうです。

では、患者や家族は身体拘束をどのように捉えているのでしょうか？

患者25人、家族19人を対象に身体拘束についてどう感じるか調査した研究があります [11]。

この研究によると、患者で身体拘束についてネガティブな感情（e.g.ひどい、苦痛）を抱いていたのは52％（25人中13人）と約半数でした。逆にポジティブな感情には「大丈夫」「安全だ」というものがありました。

そして家族でも、ネガティブな感情（e.g.悲しい、ぞっとする）を抱いた割合は48％（19人中9人）で、ポジティブな感情として「（身体拘束が患者にとって）は良いものだ」「安全」というものがありました。

もっとネガティブな感情を抱いている患者・家族が多いのかと思っていましたが、この研究では五分五分という結果でした。

他に、25人の患者の家族にアンケート調査した研究があります [12]。

一部のアンケート内容とその回答を以下に抜粋します。

「身体拘束の理由を知っているか？」
→64％が知っている
「身体拘束についてどう思うか？」
→84％がノーコメント
「身体拘束の有益性についての認識」
→88％が有益であると認識
「家族は看護師に身体拘束についての意見を伝えるか？」
→48％が伝えない

「身体拘束に対する代替案を提案するか？」
→52％がしない（36％がノーコメント／考えたことがない）

という結果になりました。

　家族としては「身体拘束が良いものとは思わない。けれど（安全等のために
も）必要なことも多いんじゃないか」というような気持ちを抱いているのでは
ないでしょうか？

　ただ、やはり「身体拘束には怒りや不快感を覚え、苦痛だった」と患者が感
じていたという報告　　　　もありますし、身体拘束は慎重に実施されるべきで
あるということは変わりません。
　しかし想像していたよりも患者・家族は身体拘束の有効性について肯定的な
んだなと個人的には感じました。

　高齢者／リハビリ病棟で身体拘束を受けた経験のある65歳以上の患者を対
象にインタビュー調査を実施した研究　　　　でも、ベッド柵について「私はそ
れらが安全であると感じています、私は今それらに慣れています」「それらは私
がベッドから落ちるのを止めます」と回答していました。
　この研究は対象人数が少ないですがこの結果は個人的にはとても示唆に富ん
でいました。

　「身体拘束」という単語だけで括るとネガティブな印象がありますが、実際は
「身体拘束の中でもベッド柵などは患者も肯定的で受け入れられやすい可能性
がある」ということが分かったからです。
　ただ、イギリスの病院の医療従事者と患者・家族の間での拘束に対する態度
を調査した研究では、ベッド柵（90％ vs 64％，P＜0.0001）や体幹ベルト
（75％ vs 54％，P＝0.0031）の使用等では医療従事者と患者・家族では許容度
に有意な差があったと報告されています　　　　。

　このように、医療従事者と患者・家族での差と、個々の患者・家族による差

も大きいでしょうからその都度考えることは必要ですが、こういったエビデンスは、どの身体拘束なら眼の前の患者・家族が辛くないのか、安全を守りつつ、尊厳にも配慮できるのかということを考える材料になると思います。

身体拘束を減らすための介入

身体拘束を減らすための介入としてはやはり教育的介入が主でした。

身体拘束の教育プログラムがスタッフの知識と態度および身体的拘束の使用に与える影響を評価することを目的に実施されたクラスターランダム化比較試験があります [16]。

介入群には以下のような教育プログラムを行いました。

教育プログラム内容

【認知症】

認知症の種類、症状、診断、および治療

【高齢者のせん妄】

せん妄の病因、予防、診断、治療

【転倒と転倒予防】

転倒・転倒予防の誘発因子と準備因子（個々人の患者背景）

【身体拘束の使用】

身体拘束使用の有害事象、代替案、身体拘束に関する法律

【認知症患者へのケア】

スタッフと利用者の間の相互作用とコミュニケーションの側面

【認知症の合併症】

うつ病や行動症状

その結果、介入群では身体拘束の使用に関するスタッフの知識と態度が変わり、身体拘束の全体的な使用が減少しました。

また、この他にも、認知症や意思決定プロセス、身体拘束の代替案等に関するスタッフへの研修の効果を検証したランダム化比較試験では、介入期間後、介入群で身体拘束数が減ったことが示されていました。

身体拘束の適応を見極めて患者の安全に配慮した上でADLが低下しないように「身体拘束をしない」と決断することはリスクも有り容易なことではないですが、教育的な介入により病態やケアの理解を深めることで不要な身体拘束を減らすことができれば非常に有意義だと思います。

また、専門家によるフォーラムを通して調査を実施した研究があります。
この研究によると老人ホームの居住者に身体的拘束を使用しないようにするために特に以下の3つを最も重要な事項としていました。

《推奨1》

身体拘束についての単一の定義をつくること
→それにより研究間での比較可能性が得られる（つまり比べやすくなる）

《推奨2》

身体拘束使用時は必ず専門家に問い合わせて確認すること
→身体拘束がしばしば「必要だから」ではなく「便利だから」使用されている現状があるという主張もある為

《推奨3》

スタッフの能力が対象のニーズを満たすのに適切であること

個人的には推奨2のシステムが重要だと思いました。

現場の意見は勿論重要ではありますが、第三者の視点からも当該患者の身体

拘束の是非について吟味することでより議論が深まると感じるからです。

　現状では現場の管理職がそういった役割を担っていることが多いのではないでしょうか。

Summary

- 身体拘束は医療器具の事故抜去予防に用いられ、認知状態の改善によって外されている
- Meshタームはすごく便利
- 身体拘束の種類によって患者・家族の受け止め方は異なる

【参考文献】

[1]　Choi E, Song M.Physical restraint use in a Korean ICU. J Clin Nurs. 2003 Sep;12(5):651-9. [PMID：12919211]

[2]　Krüger C, et al. Use of physical restraints in acute hospitals in Germany: a multi-centre cross-sectional study. Int J Nurs Stud. 2013 Dec;50(12):1599-606. [PMID：23768409]

[3]　Capezuti E, et al. Consequences of an intervention to reduce restrictive side rail use in nursing homes. J Am Geriatr Soc. 2007 Mar;55(3):334-41. [PMID：17341234]

[4]　Si M, et al. Removal of bedrails on a short-term nursing home rehabilitation unit. Gerontologist. 1999 Oct;39(5):611-4. [PMID：10568085]

[5]　Capezuti E, et al. Physical restraint use and falls in nursing home residents. J Am Geriatr Soc. 1996 Jun;44(6):627-33. [PMID：8642150]

[6]　Evans D, et al. Patient injury and physical restraint devices: a systematic review. J Adv Nurs. 2003 Feb;41(3):274-82. [PMID：12581115]

[7]　Bellenger EN, et al. The Nature and Extent of Physical Restraint-Related Deaths in Nursing Homes: A Systematic Review. J Aging Health. 2018 Aug;30(7):1042-1061. [PMID：28553823]

[8]　Jiang H, et al. Nurses' perceptions and practice of physical restraint in China. Nurs Ethics. 2015 Sep;22(6):652-60. [PMID：25488757]

[9]　Turgay AS, et al. Physical restraint use in Turkish intensive care units. Clin Nurse Spec. 2009 Mar-Apr;23(2):68-72. [PMID：19225286]

[10]　Fariña-López E, et al. Physical Restraint Use With Elderly Patients: Perceptions of Nurses and Nursing Assistants in Spanish Acute Care Hospitals. Nurs Res. 2018 Jan/Feb;67(1):55-9. [PMID：29240661]

[11]　Hardin SB, et al. Patient and family perceptions of restraints. J Holist Nurs. 1993 Dec;11(4):383-97. [PMID：8228141]

[12]　Lai CK, et al. Families' perspectives on the use of physical restraints. Contemp

Nurse. 2008 Feb;27(2):177-84. [PMID : 18457518]
[13] Strumpf NE, et al. Physical restraint of the hospitalized elderly: perceptions of patients and nurses.Nurs Res. 1988 May-Jun;37(3):132-7. [PMID : 3368353]
[14] Gallinagh R, Nevin R, McAleese L, Campbell L. Perceptions of older people who have experienced physical restraint. Br J Nurs. 2001;10(13):852-9. [PMID : 11927885]
[15] Vassallo M, et al. Acceptability of fall prevention measures for hospital inpatients. Age Ageing. 2004 Jul;33(4):400-1. [PMID : 15226107]
[16] Pellfolk TJ, et al. Effects of a restraint minimization program on staff knowledge, attitudes, and practice: a cluster randomized trial. J Am Geriatr Soc. 2010 Jan;58(1):62-9. [PMID : 20122041]
[17] Testad I, et al. The effect of staff training on the use of restraint in dementia: a single-blind randomised controlled trial. Int J Geriatr Psychiatry. 2005 Jun;20(6):587-90. [PMID : 15920716]
[18] Bellenger EN, et al. Prevention of physical restraint use among nursing home residents in Australia: The top three recommendations from experts and stakeholders. Int J Older People Nurs. 2019 Mar;14(1):e12218. [PMID : 30609220]

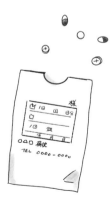

06 | 体位変換

　医療・介護の現場でよく問題になるものの1つとして「褥瘡」があります。
「褥瘡をつくったら看護師の恥！」と、学生時代に教員から厳しく何度も言われたものでしたが、そうは言っても「褥瘡をつくらない」というのはそう簡単なことではないんですよね。

　最近では、ギプス・シーネなどによる創傷である「医療関連機器圧迫創傷（Medical Device Related Pressure Ulcer）」[1] [注1] という用語もうまれ、褥瘡とともに注意しなければならないものとして認知されてきています。

　そして、その褥瘡を予防するために特別なマットレスを使用したり、定期的な体位変換を行ったりしているわけですがその体位変換の頻度は、基本的には「2時間毎」とされています。

　これは一般的に同一部位に一定以上の圧力が2時間以上加わると、圧迫される部位に虚血性の変化が起こると言われていることが根拠となっていることに依拠しているのですが、近年「本当に2時間毎が良いの？」と盛んに議論されるようになってきました。

> **[注1]** 医療関連機器圧迫創傷（MDPPU）：日本褥瘡学会の定義では「医療関連機器による圧迫で生じる皮膚ないし下床の組織損傷であり、厳密には従来の褥瘡すなわち自重関連褥瘡(self load related pressure ulcer)と区別されるが、ともに圧迫創傷であり広い意味では褥瘡の範疇に属する。なお、尿道、消化管、気道等の粘膜に発生する創傷は含めない」とされている。

　今回は、「本当に体位変換は2時間毎が良いのか？」ということ、また、そこから見えてくる「看護師のエビデンスとの関係性」について論じてみたいと思

います。

褥瘡とは

日本褥瘡学会では、褥瘡を次のように定義しています（日本褥瘡学会,2005）

> 「身体に加わった外力は骨と皮膚表層の間の軟部組織の血流を低下、あるい
> は停止させる。 この状況が一定時間持続されると組織は不可逆的な阻血性
> 障害に陥り褥瘡となる」

簡単に言うと、

"長時間の圧迫→血流低下→組織に障害が生じる"

という流れです。前述のように、それを防ぐために体位変換をするわけです。

そしてその体位変換の根拠、つまり2時間毎の根拠ですが、これはKosiak氏の動物実験を基にしているようです。ちなみにこの研究、 1950 ～ 60年代とかなり古い研究 [2] [3] です。

では、どうして最近になるまで（病院によっては今でも）金科玉条として体位変換を2時間毎に行っていたのかというと、「患者の状態観察」や「点滴の調整・処置」などで、そもそも看護師は定期的に訪室する理由がたくさんあったことが要因の一つと分析されているようです。

何時間ごとの体位変換が褥瘡を予防するか？

さて、では実際に関連する論文を読んでいきましょう。

まず、体圧分散マットレス（体にかかる圧力を分散させるマットレス）と標準マットレスの褥瘡予防への効果を比較検討したコクランの研究があります [4]。この研究では出版・未出版のランダム化比較試験・準ランダム化比較試験について複数のデータベースを網羅的に検索しています。

そして調査の結果、体圧分散マットレスを使用すると標準マットレスよりも褥瘡発生リスクが低くなる(RR 0.40；95 %CI 0.21 - 0.74 [n = 2016])ことが示されました。この研究では体圧分散マットレスの利が示されました。

次に、標準マットレス・粘弾性マットレス使用下における体位変換の頻度別の褥瘡発生予防について検証した研究があります[5]。

　この研究では、838人の老人ホーム入所者が対象となりました。

　具体的には、体位変換の頻度を標準マットレスで2時間毎の群（n=65）、3時間毎の群（n=65）、粘弾性フォームマットレスで4時間毎の群（n=67）、6時間毎の群（n=65）、それに標準ケア群（n=576）の計5群に無作為に割り付けて、圧迫にて消退しない発赤の発生率を比較しました。

　その結果、圧迫にて消退しない発赤の発生率は各群間で統計学的に有意な差は見られませんでした。

　しかし、粘弾性フォームマットレスで4時間毎に体位変換を実施した群では水疱形成を伴う褥瘡の発生率が、他の群の発生率では14.3〜24.1％であったのに対し、3.0％と低い結果となりました。

　ただ、これは発生そのものが2名のみと非常に少ないのでその辺りは考慮する必要がありそうです。

　また、高密度フォームマットレス使用下における体位変換の頻度別で褥瘡発生を調査したランダム化比較試験があります[6]。

　この研究は褥瘡がない65歳以上でブレーデンスケール（褥瘡のリスクアセスメントスケールの1つ）で中等度リスクまたは高度リスクのアメリカ・カナダの老人ホーム入居者（n=942）を対象に行われました。

　具体的には、参加者はリスク別で階層化され、3週間、それぞれの体位変換スケジュール（2時間[n=335]、3時間[n=333]、4時間[n=299]）にランダムに割り当てられました。

　プライマリーアウトカムは褥瘡の発生で比較しています。調査の結果、19人（2.0％）の参加者が、浅い褥瘡に進行し、それぞれの体位変換スケジュール（2時間毎：8/321[2.5％]、3時間毎：2/326[0.6％]、4時間毎：9/295[3.1％]）による褥瘡発生率（P=0.68）に有意差はなく、高リスク群と中等度リスク群の褥瘡発生率にも統計学的な有意な差は見られませんでした（P=0.79）。

　また、コクランが2020年に報告した論文もあるので読んでみましょう[7]。

　この研究は体位変換頻度による褥瘡発生予防効果を評価することを目的に実

施され、発表／未発表のRCT（クラスター RCT含む）を対象に複数のデータベースを網羅的に検索しています。

急性期患者、長期療養患者3,941人を対象とした8件の研究が分析対象とされました。

プライマリーアウトカムは全ステージの褥瘡発生の割合です。調査の結果、この研究でも体位変換を2時間毎に実施した群と4時間毎に実施した群で比較した場合、統計学的に有意な差は見られませんでした（pooled risk ratio (RR) 1.06, 95 % confidence interval (CI) 0.80 - 1.41）。

そして、この研究では体位変換を実施する間隔が長い分生じる看護師が自由になる時間に基づいてコストについても調査していて、3時間毎の体位変換と4時間毎の体位変換は、2時間毎の体位変換と比較して、入居者1人あたりの1日あたりのコストがそれぞれ11.05カナダドル、16.74カナダドル減少すると推定されていました。

体位変換頻度を少なくした時のまた違う視点でのメリットとしてとても興味深い結果だと思います。

これらのことから（患者の個別性を考慮した上でというエクスキューズ付きにはなりますが）「体圧分散マットレスなら体位変換の頻度を4時間毎まで許容できる」ということが分かります。

実際に、日本褥瘡学会の褥瘡予防・管理ガイドライン(第4版) によると、
体位変換は基本的に2時間毎
体圧分散マットレス使用時の体位変換の間隔は4時間以内
が推奨されています。

そして、それらとはまた少し違った示唆を受ける「ICUの人工呼吸器装着患者において、褥瘡の進展を予防するために、体位変換を2時間毎にする方が良いか4時間毎の方が良いか」を明らかにするために行われた非盲検ランダム化比較試験 があります。

この研究はスペインの大学病院のICUの人工呼吸器装着患者を対象に行われていて、マットレスは圧切り替え型エアマットレスを使用しています。

介入群（n=165）は「2時間毎の体位変換」で対照群（n=164）は「4時間毎の体位変換」とし、プライマリーアウトカムはgrade II（EPUAP［10］）以上の褥瘡の発生で比較していました。

　調査の結果、褥瘡の発生（HR 0.89：95％CI 0.46-1.71, P = 0.73）は有意差なし、予想外の抜管（HR 1.77：0.84-3.75, P = 0.13）と気管内チューブの閉塞（HR 1.44：0.98-2.12, P = 0.065）も有意差はないものの介入群でやや多い傾向が見られ、呼吸器関連有害事象（HR 1.50：1.06-2.11, P = 0.02）と看護師の仕事量（P < 0.001）は介入群で有意に多いことが示されました。

　そもそもの一番の研究の目的となる結果（いわゆるプライマリーアウトカム※ここでは褥瘡の発生）においては先に紹介した研究のように、「エアマットレスでは体位変換の頻度が4時間毎でも2時間毎の群と比較して褥瘡発生は増えない」という結果ではありますが、興味深いのはその他の結果です。

　この結果から、「体位変換を2時間毎にすることによって、人工呼吸器に関連するトラブルと、看護師の仕事量が統計学的に有意に増加する可能性がある」ことが分かります。

　体位変換というのはともすれば「無害で有益」と思われがちですが、なんでもかんでも体位変換すればいいというものでもなく、患者によっては（この研究のような人工呼吸器装着患者など）相応のリスクも有り、また、看護師の仕事量が増えることで他のケアに支障をきたす可能性があることを知っておくことは非常に重要なことなのかもしれません。

　重症患者ではドレーン等もたくさん挿入されていることも多いですし、そういう患者ではそれらの抜去のリスクなども起こり得るでしょう。

「体位変換は2時間毎に行うものだ」

　これは、ある意味で看護師にとって呪いのような言葉でもあると思います。というのも、この真偽を確かめるには最終的には文献を読む必要があるわけ

ですが、論文を活用するというのは論文にアクセスできる環境、検索する技術、英語を読解する能力、医学知識・疫学や統計学の知識で吟味することが出来る技術、それを実践で活用する技術など様々な要素の技術が必要であり、容易なことではないからです。

　勿論、日頃から勉強会や学会に参加して知識を得て、医師の指示を適切に疑って疑義照会する看護師だっていますし、患者・家族から貴重な情報を得てそれを根拠に日々の実践に繋げている優秀な看護師もいます。
　そして、認定看護師、専門看護師、医師や薬剤師、その他の医療専門職、上司、先輩などから学んで実践することも当然大切なことであると思います。
　しかし、それではやはり「自分で科学的根拠を吟味する能力」はなかなか養われにくいと思います。
　研究一般、疫学や統計学、英語など色々必要な要素はありますが、地道に積み重ねてより良い患者アウトカムの達成を実現していきたいですね。

Summary

* 体圧分散マットレス使用時の体位変換は4時間毎でも良い
* 体位変換そのものにもリスクが有る
* 「体位変換は2時間毎」などの看護のよくある常識を疑ってみるのも大事

［参考文献］

[1] 医療関連機器圧迫創傷の予防と管理. 日本褥瘡学会. https://www.jspu.org/jpn/info/pdf/bestpractice.pdf

[2] Kosiak M. Etiology of decubitus ulcers. Arch Phys Med Rehabil. 1961 Jan;42:19-29. [PMID : 13753341]

[3] Kosiak M. Etiology and pathology of ischemic ulcers. Arch Phys Med Rehabil. 1959 Feb;40(2):62-9. [PMID : 13618101]

[4] McInnes E, et al. Support surfaces for pressure ulcer prevention. Cochrane Database Syst Rev. 2015 Sep 3;(9):CD001735. [PMID : 26333288]

[5] Defloor T, et al. The effect of various combinations of turning and pressure reducing devices on the incidence of pressure ulcers. Int J Nurs Stud. 2005 Jan;42(1):37-46. [PMID : 15582638]

[6]   Bergstrom N, et al. Turning for Ulcer ReductioN: a multisite randomized clinical trial in nursing homes. J Am Geriatr Soc. 2013 Oct;61(10):1705-13. [PMID : 24050454]

[7]   Gillespie BM, et al. Repositioning for pressure injury prevention in adults. Cochrane Database Syst Rev. 2020;6(6):CD009958. [PMID : 32484259]

[8]   褥瘡予防・管理ガイドライン（第4版）. 褥瘡会誌(Jpn J PU),17(4):487-557,2015.

[9]   Manzano F, et al. Comparison of two repositioning schedules for the prevention of pressure ulcers in patients on mechanical ventilation with alternating pressure air mattresses. Intensive Care Med. 2014 Nov;40(11):1679-87. [PMID : 25189288]

[10]   Beeckman D, et al. EPUAP classification system for pressure ulcers: European reliability study. J Adv Nurs. 2007;60(6):682-691. [PMID : 18039255]

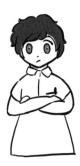

07 | 転倒

「○○さんが転倒しました！！」

　まずは緊急性を確認！

　意識レベルは？バイタルサインは？外傷や疼痛は？

　頭部外傷はもちろん、頭蓋内病変（急性硬膜下/外血腫）や骨折（大腿骨などでは大量出血も起こり得る）の可能性は？

　また、その判断の材料として、易出血状態であるかどうか（抗凝固薬の服薬等）、骨が脆くなっているかどうか（骨粗鬆症、悪性腫瘍の骨転移）も確認！

　…と、この後も観察や治療は続きますが、患者さんが転倒すると色々なことをする必要がありますよね。

　後述しますが、転倒は患者個人への影響もさることながら、頻度も多いので世界中で大きな問題となっています。

　そのため、「どうしたら転倒を予防できるか？」ということに我々医療従事者は頭を悩ませるわけですよね。

　入院時や状態変化時、安静度が変更になったとき、入院してから1週間後など様々なタイミングで転倒リスクを評価したり、必要であれば離床センサー［図1］を使ったり、ベッドの高さを一番低くしたり、転倒に影響しうる薬剤（睡眠薬など）の調整を医師・薬剤師に依頼したりとあの手この手でなんとか転倒を予防しようと協働するのも看護師の役割の一つでしょう。

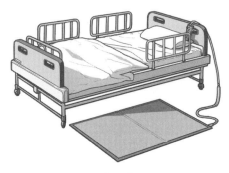

　本稿では転倒のリスクファクターや予防介入としてどのようなものが効果的なのかを検証したエビデンスについてまとめていきたいと思います。

転倒の影響とリスクファクター

　米国疾病管理予防センター（CDC：Centers for Disease Control and Prevention）は転倒により影響を以下のようにまとめています [1]。

- 5回の転倒のうち1回は骨折や頭部傷害などの深刻な傷害の原因になる
- 毎年300万人の高齢者が転倒による傷害で救急部門で治療を受けている
- 1年に80万人以上の患者が転倒による傷害で入院しており、頭部傷害や大腿骨頚部骨折によるものが多くを占めている
- 2015年には転倒による医療費の総額は合計500億ドル以上になった

　いやはやとんでもないですね。
　やはり転倒は一般的かつ重大な問題となっていることがよく分かります。
　そして前述のように転倒により（特に高齢者で）大腿骨頚部骨折が生じることがよくありますが、実際に患者さんや御家族と関わっていると、多くの御家族や患者本人は「骨折」と聞くと「骨折しただけなら手術したりしてしばらく安静にしたらまぁ治るんだろう」と捉えていることが多いように思います。

　しかし、大腿骨近位部骨折（頚部骨折・転子部骨折）の1年後の死亡率を調査

した研究によると、1年後の死亡率は10.1％だったと報告されています[2]。

このことからも転倒のリスクが大きいものであることが分かると思います。
では、具体的にどのような要素が転倒のリスクとして挙げられるのでしょうか？

CDCは以下のようにまとめています[1]。

> 転倒しやすい状態

- 下半身の衰え
- ビタミンDの欠乏
- 歩行とバランスの問題
- 精神安定剤、鎮静剤、抗うつ剤などの医薬品の服用
- 視力の問題
- 足の痛みや不安定な履き物
- 家の危険（階段が壊れていたりでこぼこしている、物が散らかっている）

また、入院患者における転倒のリスクファクターを調査したシステマティックレビューによると、「転倒のリスクファクターには歩行の不安定性、混乱、尿失禁、転倒歴有り、鎮静薬・睡眠薬の服用などがある」と報告されています[3]。

その他の研究[1]では、
- 低い教育レベル：RR＝（2.48；95％CI 1.17；5.25）
- ポリファーマシー：（RR＝4.42；95％CI 1.77；11.05）
- 視覚障害：（RR＝2.06；95％CI 1.01；4.23）
- 尿失禁：（RR＝5.67；95％CI 2.58；12.44）
- 歩行、バランス障害：（RR＝2.95；95％CI 1.22；7.14）
- 下剤の使用：（RR＝4.21；95％CI 1.15；15.39）
- 抗精神病薬：（RR＝4.10；95％CI 1.38；12.13）

などがリスクファクターとして挙げられていました。

ここで一つ気になったことがあります。

ビタミンDはカルシウムの吸収を増加させることで骨の構築を助けるので骨折の予防に役立つことは理解できます。

しかし、転倒の予防になるのは何故でしょうか？

「骨を強くしても転倒の予防には繋がらないのでは…」と感じたので調べてみました。

すると、ビタミンDは筋の増殖や発育などに作用している可能性があることが報告されている事が分かりました［5］。

なるほどビタミンDそのものが筋肉に作用しているのならそれが欠乏すると転倒しやすくなるのは理解できますね。

実際に、「血中ビタミンD濃度の高い人は低い人よりも身体運動機能テストの結果が良い」［6］ということも報告されているようです。

また、欧米の高齢者では、40〜100％の人はビタミンDが欠乏している状態であるとも報告［7］されているため、それを補うためにビタミンDを補給するのは理にかなっていますね。

しかし、このあたりはまだ議論の余地もあるようで、「ビタミンDの投与は転倒リスクを減らす」［8］という報告もあれば、「転倒リスクを減らさない」［9］という報告もあるのが現状のようです。

ビタミンD補充の話で言えば、最近、良性発作性頭位めまい症（BPPV）患者にビタミンDやカルシウムを補充するとBPPV発作リスクが低下するというランダム化比較試験が報告されていました［10］。

BPPVは高齢者のめまいの一般的な原因であり、重大な転倒を引き起こすと考えられています［11］。

実際に、前提機能が低下している患者ではその他一般集団と比較して転倒率が高いということを示唆する報告［12］もありますし、ビタミンDの補充は様々な要素とも関連があるのかもしれません。

また、認知症も転倒のリスクとして知られています。

あるメタアナリシスによると、MMSE（認知症の診断に用いられる30点満点の質問セット）が26点未満の人は、そうでない人と比べて転倒のオッズ比が2.13と転倒しやすくなることが報告されています[13]。

ちなみに、「転ぶ」というと滑って転ぶイメージがなんとなくありますが、ある研究[14]によると"滑って転ぶ"のはわずか3％で、転倒の約40％は"不適切な体重移動"に起因するようです。

転倒予防戦略のエビデンス

転倒予防の介入には様々なものがあります。

低床ベッド（高さの低いベッド）の導入や離床センサーの使用、運動等がありますが、現在最も用いられている手法はそれらを組み合わせた多因子介入だと思います。

入院期間の短い高齢者病棟における多因子転倒予防プログラムの効果を検証したクラスターランダム化比較試験があります[15]。

この研究は、オーストラリアの12の病院の平均年齢79歳の3,999人を対象に実施されました。

介入病棟では、看護師と理学療法士が多面的介入として転倒リスクのアセスメント、スタッフ＆患者教育、薬剤評価、ベッドサイド・病棟環境の修正、運動プログラム、特定の患者には離床センサーの使用が実施されました。

入院日数中央値は7日で、プライマリーアウトカムは入院中の転倒でした。

介入病棟と対照病棟の患者の移動能力は以下の通りです。

- 床上安静：14％（介入群）　17％（対照群）
- 立位に介助必要：10％　7％
- 歩行介助必要：54％　54％
- 独歩可能：22％　22％

その結果、研究中に合計381の転倒が発生しましたが、介入病棟と対照病棟

1

看護・ケアのエビデンス

07
転倒

77

との間に転倒率の差を見つけることはできませんでした（介入病棟：9.26 falls per 1000 bed days vs 対照病棟：9.20 falls per 1000 bed days [P＝0.96]）

　この研究では差が出ませんでした。

　これは、介入病棟だとわかってる上でデータを集めていた為に転倒報告の意識が介入病棟ではより上がっていたことが要因かもしれませんし、また、そもそも今回の介入が対照病棟で既に実践されていて、効果を示せなかった可能性もあります。

　多くの看護実践に関する介入研究※で言えることですが、今回の研究のように積極的に介入していないとしても、ある程度の転倒予防介入はどの病院でも実践されているので、介入による効果がなかなか示せないことがあります。

　「効果を調べるために対照群には看護しない」なんて不可能ですし、そんなことまでして介入の効果を調べる意義もありませんので（そもそもそんなセッティングだと全くリアルワールドを反映していない）仕方ないといえば仕方ないのですが。

　また、今回の研究では入院日数も7日間と短いので、その短い期間でも差を示すほどの効果がこれらの介入にはないということなのかもしれません。

　では、低床ベッドの効果はどうでしょうか？

　低床ベッドは転倒そのものを減らすというより、ベッドから落ちてしまった時に少しでも傷害が軽くなるようにということが狙いです。

　ですので、低床ベッドの導入により重大な傷害を減らせるのかが焦点になりますね。

　オーストラリアの18の公立病院の入院患者を対象に、低床ベッドの効果を検証したクラスターランダム化比較試験があります［16］。

　介入病棟ではベッド12台毎に1台の低床ベッドが導入され、転倒の危険性が高い患者を特定するためのガイダンスが提供されました。

（何故、介入病棟の全てのベッドを低床ベッドにしなかったのかというと、特定の病棟だけを全て低床ベッドにすると転倒リスクの高い患者がその病棟に集

※詳細は巻末の用語一覧を参照

まってしまい低床ベッドの効果の正確な評価が困難になるからとのことです）

　プライマリーアウトカムは、１ヶ月あたりの病棟の病床日数1,000日あたりの転倒率。セカンダリーアウトカムは、文書化された怪我を伴う転倒率、頭部外傷を引き起こした転倒率、および１ヶ月あたりの病室の病床日数1,000日あたりの転倒率でした。

　その結果、低床ベッドの導入後、介入群病棟と対照群病棟の間で、1,000人当たりの病床日数あたりの転倒率に有意差はありませんでした（GEE[Generalized Estimating Equation] Coefficient＝0.23、95％CI：−0.18−0.65、P＝0.28）。

　また、ベッドからの転倒率、けがの原因となる転倒率、および骨折の原因となる転倒率も、グループ間で差はないという結果になりました。

　この研究でも差が出ませんでした。

　著者らは、「低床ベッドの導入によりスタッフは安心する分、訪室回数が減るかもしれない」と述べています。

　なるほどそれは確かにあるかもしれません。

　ただ、低床ベッドは転倒による重大な傷害を減らすだけでなく、身体拘束を減らすことにもつながるかもしれませんし、差が出なかったからと言って意義のない介入というわけではないと思います。

　他の論文も読んでみましょう。

　65歳以上の参加者に対する転倒予防介入のRCTを対象にしたメタアナリシス・システマティックレビューがあります[17]。

　MEDLINE, Embase, Cochrane Central Register of Controlled Trials, Ageline databasesで2017年4月までの論文を検索しました。

　その結果、以下の介入が、通常のケアと比較して、有害な転倒の減少と関連していることが示唆されました。

- 運動（オッズ比[OR] 0.51 [95％CI：0.33−0.79]，絶対リスク差[ARD]：−0.67 [95％CI：−1.10−−0.24]）
- 運動＋視力の評価と治療（OR：0.17 [95％CI：0.07−0.38], ARD：−1.79 [95％CI：−2.63−−0.96]）

- 運動＋視力の評価と治療＋環境の評価と修正（OR：0.30 [95％CI：0.13 to 0.70]，ARD：－1.19 [95％CI：－2.04－－0.35]）
- 診療所レベルの質改善戦略（例：包括的な高齢者評価）＋カルシウム補給およびビタミンD補給（OR：0.12 [95％CI：0.03－0.55]，ARD：－2.08 [95％CI：－3.56－0.60]）

　この研究では地域住民やケア施設も対象となっているので病院での実践にそのまま適用することは出来ませんが、「視力の評価と治療」という視点は入院患者においても重要であると思います（多くの病院で転倒リスクアセスメントシートなどを用いて評価されていますが、視力についての評価は抜けていることが多いように思います）。

　ちなみに、地域に焦点を当てると、住宅改修が転倒による傷害発生リスクを減らすという研究があります[18]。

　当たり前といえば当たり前ですがやっぱり有効みたいです。それに、転倒に対する影響だけではなく不便さも解消されるでしょうから生活の質も上がりそうですね。

　最後に世界的な権威であるコクランの、ケア施設・病院の高齢者における転倒予防介入について調査した研究を読んでみましょう[19]。

　この研究では2017年8月までの研究を網羅的に検索しています。

　その結果、以下のようになりました。

表1　介護施設における運動の転倒予防への効果

アウトカム	参加者数	相対効果	エビデンスの質（GRADE）
転倒率（調査期間 3-12 ヶ月）	n=2,002（研究数 10）	0.93（0.72 ～ 1.20）	非常に低い
転倒リスク（調査期間 3-12 ヶ月）	n=2,090（研究数 10）	1.02（0.88 ～ 1.18）	低い
骨折リスク（調査期間 6 ヶ月）	n=183（研究数 1）	0.88（0.25 ～ 3.14）	非常に低い

対象：65歳以上の介護施設居住者

表2　介護施設におけるビタミンD補給の転倒予防への効果

アウトカム	参加者数	相対効果	エビデンスの質（GRADE）
転倒率 （調査期間 3-24 ヶ月）	n=4,512（研究数 4）	0.72（0.55 ～ 0.95）	中
転倒リスク （調査期間 3-24 ヶ月）	n=4,512（研究数 4）	1.02（0.76 ～ 1.12）	中
骨折リスク （調査期間 3-24 ヶ月）	n=4,464（研究数 3）	1.09（0.58 ～ 2.03）	非常に低い

対象：65歳以上の介護施設居住者

表3　介護施設における多因子介入の転倒予防への効果

アウトカム	参加者数	相対効果	エビデンスの質（GRADE）
転倒率 （調査期間 6-12 ヶ月）	n=3,439（研究数 10）	0.88（0.66 ～ 1.18）	非常に低い
転倒リスク （調査期間 6-12 ヶ月）	n=3,153（研究数 9）	0.92（0.81 ～ 1.05）	低い
骨折リスク （調査期間 6-12 ヶ月）	n=2,160（研究数 3）	0.79（0.30 ～ 2.07）	非常に低い

対象：65歳以上の介護施設居住者

表4　病院における運動＋理学療法の転倒予防への効果

アウトカム	参加者数	相対効果	エビデンスの質（GRADE）
転倒率 （調査期間 29 日／2 週間）	n=215（研究数 2）	0.59（0.26 ～ 1.34）	非常に低い
転倒リスク （調査期間 29 日／8 週間）	n=83（研究数 2）	0.36（0.14 ～ 0.93）	非常に低い

対象：65歳以上の入院患者

表5　病院における離床センサーの転倒予防への効果

アウトカム	参加者数	相対効果	エビデンスの質（GRADE）
転倒率 （調査期間 19 日）	n=28,649（研究数 2）	0.60（0.27 ～ 1.34）	非常に低い
転倒リスク （調査期間 19 日）	n=28,649（研究数 2）	0.93（0.38 ～ 2.24）	非常に低い

対象：65歳以上の入院患者

表6　病院における多因子介入の転倒予防への効果

アウトカム	参加者数	相対効果	エビデンスの質 (GRADE)
転倒率 (調査期間 4-30 日)	n=44,664 (研究数 5)	0.80 (0.64 〜 1.01)	低い
転倒リスク (調査期間 4-30 日)	n=39,889 (研究数 3)	0.82 (0.62 〜 1.09)	非常に低い
骨折リスク (調査期間 8-30 日)	n=4,615 (研究数 2)	0.76 (0.14 〜 4.10)	非常に低い

対象：65歳以上の入院患者

　なかなか差が出る介入がないですね。差が出てもエビデンスの質は低いというのが現状のようです。

　やはり既に様々な転倒予防対策が実施されていることも大きな要因なのだと思います。 おそらく「これで万事解決！」という特効薬はないので、個々人のADLや認知機能、価値観や好みなどを考慮して多職種で連携してやっていくしかないのでしょうね。

　ただ、テクノロジーによって現状を打破できるかもしれません。

　例えば、認知症患者が転倒したケースで「トイレに行きたくなったから一人で歩いた」ということがよくありますが、下着にセンサーをつけて膀胱内尿量を測定し、ある一定量を超えたら看護師に通知されるようなシステムも開発されつつあるそうです。

　実際の論文 [20] としては「ベッドにセンサーをつけることで体重変化を測定し、それにより尿が溜まっているかどうかを評価できるかもしれない」というものがありました。

　勿論これで全ての転倒が予防できるわけではないですが、スタッフ側からしても効率的にトイレ誘導することができますし、患者側からしても失禁や転倒のリスクを減らすことができるので現場に大きく寄与する取り組みだと思います。

　テクノロジーの発展に期待しつつ、そういった論文も読みつつ、日々看護実践していきたいと思います。

Summary

・転倒はミクロでもマクロでも重大な問題

・特効薬は無いので多因子的に介入していく必要がある

・アセスメントの際、視力に焦点を当てるのも有効かもしれない

1

看護・ケアのエビデンス

転倒

参考文献

[1]　CDC - Home & Recreational Safety - Older Adult Falls https://www.cdc.gov/homeandrecreationalsafety/falls/adultfalls.html (2018年12月16日にアクセス)

[2]　Sakamoto K, et al. Report on the Japanese Orthopaedic Association's 3-year project observing hip fractures at fixed-point hospitals. J Orthop Sci. 2006 Mar;11 (2) :127-34. [PMID：16568383]

[3]　Oliver D, et al. Risk factors and risk assessment tools for falls in hospital in-patients: a systematic review. Age Ageing. 2004 Mar;33 (2) :122-30. [PMID:14960426]

[4]　Abreu HC, et al. Incidence and predicting factors of falls of older inpatients. Rev Saude Publica. 2015;49:37. [PMID：26083943]

[5]　Annweiler C, et al. Fall prevention and vitamin D in the elderly: an overview of the key role of the non-bone effects. J Neuroeng Rehabil. 2010 Oct 11;7:50. [PMID：20937091]

[6]　Bischoff-Ferrari HA, et al. Higher 25-hydroxyvitamin D concentrations are associated with better lower-extremity function in both active and inactive persons aged > or =60 y. Am J Clin Nutr. 2004 Sep;80 (3) :752-8. [PMID：15321818]

[7]　Holick MF.Vitamin D deficiency. N Engl J Med. 2007 Jul 19;357 (3) :266-81. [PMID：17634462]

[8]　Bischoff-Ferrari HA, et al. Fall prevention with supplemental and active forms of vitamin D: a meta-analysis of randomised controlled trials. BMJ. 2009 Oct 1;339:b3692. [PMID：19797342]

[9]　Khaw KT, Stewart AW, Waayer D, Lawes CMM, Toop L, Camargo CA Jr, Scragg R. Effect of monthly high-dose vitamin D supplementation on falls and non-vertebral fractures: secondary and post-hoc outcomes from the randomised, double-blind, placebo-controlled ViDA trial. Lancet Diabetes Endocrinol. 2017 Jun;5 (6) :438-47. [PMID：28461159]

[10]　Seong-Hae Jeong, et al. Prevention of benign paroxysmal positional vertigo with vitamin D supplementation: A randomized trial. Neurology. 2020 Sep 1;95 (9) :e1117-e25. [PMID：32759193]

[11]　Brandt T. Benign paroxysmal positioning vertigo. Adv Otorhinolaryngol. 1999;55:169-94. [PMID：9873145]

[12]　Herdman SJ, et al. Am J Otol. 2000 Nov;21 (6) :847-51. [PMID：11078074]

[13]　Muir SW, et al. The role of cognitive impairment in fall risk among older adults: a systematic review and meta-analysis. Age Ageing. 2012 May;41 (3) :299-308. [PMID:22374645]

[14]　Robinovitch SN, et al. Video capture of the circumstances of falls in elderly people residing in long-term care: an observational study. Lancet. 2013 Jan 5;381 (9860) :47-54. [PMID:23083889]

[15] Cumming RG, et a. Cluster randomised trial of a targeted multifactorial intervention to prevent falls among older people in hospital. BMJ. 2008 Apr 5;336 (7647) :758-60. [PMID : 18332052]

[16] Haines TP, et al. Pragmatic, cluster randomized trial of a policy to introduce low-low beds to hospital wards for the prevention of falls and fall injuries. J Am Geriatr Soc. 2010 Mar;58 (3) :435-41. [PMID : 20398112]

[17] Tricco AC, et al. Comparisons of Interventions for Preventing Falls in Older Adults: A Systematic Review and Meta-analysis. JAMA. 2017 Nov 7;318(17) :1687-99.[PMID: 29114830]

[18] Keall MD, et al. Home modifications to reduce injuries from falls in the home injury prevention intervention (HIPI) study: a cluster-randomised controlled trial. Lancet. 2015 Jan 17;385 (9964) :231-8. [PMID : 25255696]

[19] Cameron ID, et al. Interventions for preventing falls in older people in care facilities and hospitals. Cochrane Database Syst Rev. 2018 Sep 7;9:CD005465. [PMID : 30191554]

[20] Noyori S, et al. Bed Sensor System with Multiple Weight Sensor Units for Urine Accumulation Measurement in Bladder. Conf Proc IEEE Eng Med Biol Soc. 2018; 2018:4375-78. [PMID : 30441323]

08 ｜ 低血圧患者に対する下肢挙上の是非

「○○さんの血圧が低いんです」
「そうだね…。とりあえず下肢挙上しておこうか」

　こうしたことが看護の現場では日常的に行われていますし、とても教科書的な対応でもあります。
　「下肢を挙上すれば静脈還流量が増えるため、その分心拍出量が増える。そうすれば血圧が上がるはずだ」

　この足を高くするという行為にはそんなロジックがあります。
　下肢挙上は、頭は下げずに単に足を上げるというものですが、その他に、低血圧の時などに用いられる体位にトレンデレンブルグ体位というものもあります。
　日本救急医学会はトレンデレンブルグ体位について「仰臥位・頭部低位・腰部高位の体位のことで、骨盤高位ともいう」と説明しています 。

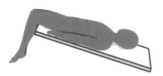

　この体位はドイツ人外科医のFriedrich Trendelenburg医師が広めたもので、一回拍出量、心拍出量（CO）、心係数（CI）を増加させると考えられていましたが、エビデンスが蓄積される中で徐々に有効性を疑問視する声も出てきています。
　前述のように下肢挙上から心拍出量増加までのロジックは、シンプルで分か

りやすいですが、一方でその妥当性の吟味があまり行われていないままに行われている現状があるように思われます。

　トレンデレンブルグ体位および下肢挙上は、低血圧患者において、本当に有効なのでしょうか？

　そもそも、具体的にどの程度の看護師がトレンデレンブルグ体位や下肢挙上を使用しているのでしょうか？
　また、どの程度の看護師がトレンデレンブルグ体位を有効だと思っているのでしょうか？

　集中ケア看護師を対象にアンケートをとった研究があります [2]。
（この研究ではトレンデレンブルグ体位の他に下肢挙上についても調査しており、下肢挙上のみを「修正トレンデレンブルグ体位」と呼称しています）

　この研究では、集中ケア看護師がどのくらいトレンデレンブルグ体位を実践しているか、そしてトレンデレンブルグ体位をどのくらいの看護師が有効だと確信しているかを調査するために米国救急看護師協会の会員リストから無作為に選ばれた1,000名の看護師にアンケートを送付しました。

　その結果、回答率は49.4％で、90％の回答者がトレンデレンブルグ体位を使い、80％が修正トレンデレンブルグ体位を、主に低血圧の治療に使用していました。

　また、80％の回答者がトレンデレンブルグ体位により低血圧が改善すると考えているという結果になりました。

　私見ですが、集中ケアに携わる看護師は積極的に知識をアップデートしている方が多いように思います。

そんな方たちを対象とした研究であっても8〜9割の看護師が有効だと感じ、実践しているということは、他の領域の看護師ではよりその傾向が強いのではないかと思われます。

では具体的にどの程度の効果があるのか見ていきましょう。

トレンデレンブルグ体位の有効性

25〜35歳の健康なボランティア10名を対象に下肢挙上の効果を評価した研究があります[31]。

その結果、仰臥位で3分間安静にした後、下肢を挙上（60度）すると、一回拍出量と心拍出量が8〜10％増加しました。

しかし、下肢挙上7分後で、これらの有益な効果は消えました。

また、10人の健康なボランティアを対象に10度のhead down（頭を低くすること）が中枢血行動態に及ぼす影響を調べた研究[10]では、head downの1分後で心拍出量の有意な増加（16％）、次いで左心室拡張終期容積の増加が観察されましたが、head downの10分後にこれらの変化は消失しました。

このように、健康な人を対象とした研究からは、「確かにトレンデレンブルグ体位・下肢挙上で心拍出量は増えるが"一時的"である」ということが言えそうです。

では、何らかの病気を持つ患者が対象だとどうでしょうか？
集中治療室の術後高齢患者を対象とした研究があります[10]。
この研究は、トレンデレンブルグ体位の心機能および肺機能への影響を検証するために行われました。

介入として、22人の患者（平均年齢68.4歳）は12度head downした姿勢を15分間保持しました。

その結果、心拍数、右室および左室1回仕事量は有意に増加し、動脈・静脈の

酸素化における変化は観察されませんでした。

また、心筋血行再建術を受けた18人の患者を対象にトレンデレンブルグ体位および受動的下肢挙上の効果を調べた研究があります [6]。

するとこの研究でも、トレンデレンブルグ体位は平均動脈圧（77±11→82±11 mmHg）、心係数（2.36±0.79→2.52 ±0.93 L / min.m2）を有意に増加させるという結果になりました。

他にも、オフポンプ冠動脈バイパス手術を予定している22人の患者（65歳・駆出率58.6％）が対象の研究がありました [7]。

患者は、砕石位［**図1**］または下肢挙上が無作為に振り分けられ、体位変換1分後、5分後、10分後に心係数、平均血圧を測定しました。

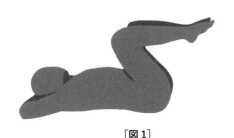

［図1］

結果は以下のようになりました。

表1　下肢挙上と砕石位による心係数・平均血圧の変化

		ベースライン	1分後	5分後	10分後
心係数	下肢挙上	2.3±0.6	2.4±0.7	2.5±0.7 †	2.4±0.7
	砕石位	2.4±0.6	2.5±0.7	2.4±0.5	2.4±0.5
平均血圧	下肢挙上	64±10	70±11 †	68±12	65±11
	砕石位	62±9	75±11*	70±11 †	67±10 †

†　ベースラインより有意差あり　*それぞれの時間と有意差あり　　　　　[7] より作成

また、トレンデレンブルグ体位と下肢挙上に関するメタ解析が2012年に発表されています [8]。 この研究では、いくつかのデータベース（MEDLINE、

Embase,CENTRAL）で1960年から2010年の間に公表された前向き研究を検索しています。

その結果、下肢挙上については21の研究（n=431）が、トレンデレンブルグ体位については13の研究（n=246）が含まれました。

心拍出量の変化は以下のようになりました。

表2　Trendelenburg体位と受動的下肢挙上の後の心拍出量

	研究数 （被験者数）	心拍出量変化 L/min	p値
Trendelenburg 体位1分後	4（46）	0.35±0.38 （9%）	0.111
2-10分後	11（181）	0.14±0.12 （4%）	0.004
受動的下肢挙上 1分後	9（140）	0.19±0.23 （4%）	0.004
2-10分後	15（347）	0.17±0.23 （6%）	0.005

より作成

ここまでの論文を読んでいると、トレンデレンブルグ体位や下肢を挙上することは確かに心拍出量や心係数、平均血圧に対して一定の効果はあるようですが、その効果はおそらく多くの看護師が思っているよりも一時的なものであることも分かってきます。

Bivins らは、トレンデレンブルグ体位で移動するのはわずかな血液量（1.8%）であると報告していますし体位による影響は微々たるものなのかもしれません。

「いやいや、たとえ一時的であったとしても心拍出量や血圧が上がるのなら良いじゃないか」

どこからかそんな声が聞こえてきそうですし、確かにそんなふうにも思えます。しかし、いくつかの研究で、トレンデレンブルグ体位の有害性について報告されています。

個人的な経験の中では、トレンデレンブルグ体位の"有害性"にもフォーカスを当てている看護師はそう多くないように感じます。

　「簡単にすぐに看護師だけで出来る」ということも要因なのかもしれませんが、脊髄反射的に行うのではなく、やはりリスクについても評価が必要でしょう。

　ではどのような有害性があるのでしょうか？

トレンデレンブルグ体位の有害性

　具体的にはどのような点で問題が生じるのでしょうか？

　例えば、トレンデレンブルグ体位は意識がはっきりしている患者の場合、体位の保持そのものが不快であり苦痛となる可能性があります。

　また、「head downは下肢血流減少と関連していた」とする研究 [10] もあるため、下肢虚血患者ではそれがより悪化する可能性も考えられます。

　その他にも、（特に高度の肥満患者においては）横隔膜が上に押し上げられていることがあり、トレンデレンブルグ体位がそれをより助長させ、それにより換気量が減少することは想像に難くありません。

　いくつかの研究 [11] [12] では、「トレンデレンブルグ体位は一回換気量の低下と関連している」と報告されています（ちなみに「酸素伝達、酸素消費量、酸素摂取率には有意差なし」という研究 [13] があるようです）。

　トレンデレンブルグ体位で静脈還流の増加に伴い心拍出量が増える（可能性がある）一方で、静脈還流の増加は頭蓋内圧の亢進や脳浮腫の増悪などの危険性も考えられます（もちろん、心拍出量の増加が一時的であるように、血流量に関してはある程度の時間が経てば元に戻る可能性も考えられますが）。

　しかし、これらのどの有害反応よりも有害なのは、一時的であっても心拍出量が増加し血圧が上がることで、それ以上の介入をやめてしまったり、状態を軽く見積もる可能性が大いに考えられることだと思います。

また、ここまでの論文を読んでいても分かるように、結局のところトレンデレンブルグ体位や下肢の挙上が、真のアウトカムに寄与するのかはよく分かりません（おそらく寄与しないのではないかと思います。心拍出量でさえ一時的な効果なので）。

トレンデレンブルグ体位・下肢挙上は実践すべきなのか

病院によっては下肢挙上が一部の初期治療のプロトコルに組み込まれているところもあるようです。

そして、「下肢挙上による心拍出量の変化は輸液負荷による心拍出量の反応性を正確に予測する」というメタ解析 もあるので、単純に「トレンデレンブルグ体位・下肢挙上は無意味」と考えるのは早計でしょう。

しかし、「状態を軽く見積もる可能性がある」という点ではかなり有害でもあるので、これらの体位の効果は「一時的なものである」ということは覚えておかなければならないと思います。

結局、現在のエビデンスからは、血圧の低い患者に対する初期治療としてトレンデレンブルグ体位をとることの意義はあまりないように思いますし、下肢挙上に関しても同様だと感じています。

ただ、下肢挙上に関しては前述のようなメリットもありますし、頭部を低くするわけではないのでトレンデレンブルグ体位ほどの悪影響のリスクも少ないと思いますので、強く否定する根拠もないのが現状ではないでしょうか。

「患者さんがしんどくならない程度になら下肢挙上も許容される」というような理解で問題ないと思います。

Summary

トレンデレンブルグ体位・下肢挙上の効果は一時的
一時的に改善することで状態の程度を軽く見積もるというリスクも有る
その他の様々な有害性にも目を向けることが大事

【参考文献】

[1] 救急医学会　医学用語 解説集　レンデレンブルグ体位　https://www.jaam.jp/dictionary/dictionary/word/1111.html　(2020年5月12日にアクセス)

[2] Ostrow L. Use of the Trendelenburg position by critical care nurses: Trendelenburg survey. Am J Crit Care. 1997;6(3): 172-176. [PMID : 9131195]

[3] Gaffney FA, et al. Passive leg raising does not produce a significant or sustained autotransfusion effect. J Trauma. 1982 Mar;22(3):190-3. [PMID : 7069801]

[4] Terai C, et al. Effects of mild Trendelenburg on central hemodynamics and internal jugular vein velocity, cross-sectional area, and flow. Am J Emerg Med. 1995 May;13(3):255-8. [PMID : 7755812]

[5] Gentili DR, et al. Cardiopulmonary effects of the head-down tilt position in elderly postoperative patients: a prospective study. South Med J. 1988;81(10): 1258-1260. [PMID : 3140385]

[6] Reich DL, et al. Trendelenburg position and passive leg raising do not significantly improve cardiopulmonary performance in the anesthetized patient with coronary artery disease. Crit Care Med. 1989 Apr;17(4):313-7. [PMID : 2702840]

[7] Kweon TD, et al. Hemodynamic effect of full flexion of the hips and knees in the supine position: a comparison with straight leg raising. Korean J Anesthesiol. 2012 Apr;62(4):317-21. [PMID : 22558496]

[8] Geerts BF, et al. Comprehensive review: is it better to use the Trendelenburg position or passive leg raising for the initial treatment of hypovolemia? J Clin Anesth. 2012 Dec;24(8):668-74. [PMID : 23228872]

[9] Bivins H, Knopp R, dos Santos P. Blood volume distribution in the Trendelenburg position. Ann Emerg Med. 1985;14(7): 641-643. [PMID : 4014811]

[10] Haennel RG, et al. Short-term cardiovas-cular adaptations to vertical head-down suspension. Arch Phys Med Rehab. 1988;69:352-357. [PMID : 3365116]

[11] Fahy BG, et al. The effects of increased abdominal pressure on lung and chest wall mechanics during laparoscopic surgery. Anesth Analg. 1995 Oct;81(4):744-50. [PMID : 7574004]

[12] Fahy BG, et al. Effects of Trendelenburg and reverse Trendelenburg postures on lung and chest wall mechanics. J Clin Anesth. 1996 May;8(3):236-44. [PMID : 8703461]

[13] Sing RF, et al. Trendelenburg position and oxygen transport in hypovolemic adults. Ann Emerg Med. 1994 Mar;23(3):564-7. [PMID : 8135435]

[14] Monnet X, et al. Passive leg raising for predicting fluid responsiveness: a systematic review and meta-analysis.Intensive Care Med. 2016 Dec;42(12):1935-1947. [PMID : 26825952]

09 | 麻痺側での血圧測定

「麻痺のある腕では処置をしてはいけません」
学生時代、教員や実習指導者から何度もそのような指導を受けました。

学生の頃の私は、「なるほど確かにそうなんだろうな」と特に疑いもせずに、当たり前のものとして受け入れていましたし、実際、教科書にもそのようなことが記載されていたので、おそらく麻痺のある腕（以下、本稿では「麻痺側」）では処置をしないという看護師が多いのではないでしょうか。

しかし、実際に働いていると、麻痺側で処置をしているケースもしばしば見かけます。結局、麻痺側でも処置をしても良いのでしょうか？それともやはり、麻痺側では処置をすべきではないのでしょうか？

今回はバイタルサイン測定（特に血圧測定）に焦点を当ててみたいと思います。

「麻痺側で血圧を測るべきではない」とする理由は？

そもそも何故、麻痺側では血圧を測るべきではないのでしょうか？
教科書的には、「麻痺側は血液の循環が悪く、血流が鬱滞しやすいために血圧値が正しく測定できないことがある」と説明されていることが多いです。
また、「麻痺側の肩関節は脱臼しやすい為、血圧測定はそのリスクとなる」という説明もあります（具体的には弛緩性麻痺の場合において特に、ですが文献検索してもそのような報告は見つかりませんでした）。
後者については事実であれば血圧測定そのものがリスクとなり得ますが、基

本的には、麻痺側での血圧測定そのものが直接悪影響を及ぼすことはそう多くなさそうです。

　ほとんどすべての看護師が「基本的には麻痺側では血圧を測らない」と学ぶにも関わらず、実際の臨床ではそれをそこまで強く感じることが少ないのはそのことも要因なのかもしれません。

　ただ、「麻痺側で測定することもまぁあるよね」という共通認識があるにも関わらず、（明確にエビデンスがあるわけではありませんが）麻痺側での血圧測定について吟味している看護師はそう多くないようにも感じます。強く否定される根拠がないために、（どちらかと言えば消極的に）行われることもあるというのが実情でしょうか。

　さて、では実際の研究ではどのような結果になっているのでしょうか？

麻痺側での血圧測定の有用性

　そもそも、片麻痺患者ではなく、高血圧患者ではどのように血圧を測定しているのでしょうか？

　アメリカ心臓協会の 2005 年のガイドライン [1] では、最初に両腕で血圧測定し、高い方を基準にするという方法が推奨されているようですが、日本高血圧学会が発行している高血圧治療ガイドライン 2014 [2] では、初診時には左右差を調べるために両腕で血圧を測定するように推奨されているものの、それ以外では特に左右の腕のどちらで測定すべきかということについての記載は見当たりませんでした。

　さて実際の論文を読んでみましょう。

　麻痺は筋緊張によって、痙性麻痺（筋緊張が亢進している状態）と弛緩性麻痺（筋緊張が低下している状態）の大きく二つに分けられます。そしてこの筋緊張の程度によって血圧値が変わる可能性が高いという研究がいくつか報告されているようです。

ある研究では、麻痺患者の両腕の血圧差に関する文献調査を行い、血圧測定のためにどちらの腕を用いるべきかを調べました。

　その結果、片麻痺患者において、痙性麻痺の場合、麻痺側の方が健側より血圧は高く測定され、弛緩性麻痺の場合、麻痺側の方が健側より血圧は低めに測定される可能性が高いことが示唆されました。

　つまり筋緊張により、血圧値は影響を受けるかもしれないということです。

　しかし当然ではありますが、その場合の患側での血圧値は体内の実際の血圧を表すものではありません。その為、この研究では結論として、脳卒中の再発を予防するために健側での血圧測定を推奨しています。

　この他にも、脳出血患者30人と脳梗塞患者17人（右片麻痺20人、左片麻痺27人）の麻痺側と健側での血圧を比較した研究があります。

　研究者らが麻痺側と健側の血圧を測定したところ、

麻痺側

- 収縮期血圧131±3 mmHg
- 拡張期血圧83±1 mmHg

健側

- 収縮期血圧129±3 mmHg
- 拡張期血圧78±1 mmHg

と、収縮期血圧（P<0.01）、拡張期血圧（P<0.001）ともに健側よりも麻痺側の方が有意に高いという結果になりました。この研究でも、健側との誤差が浮き彫りになりました。

　また、片麻痺患者の麻痺側の血圧は一貫性に乏しい（つまり高かったり、低かったりする）という報告もあります。

　やはり麻痺側での測定では不正確な血圧値になってしまう可能性が高いのか

もしれません。

　さて、ここまでの研究は10年以上前のものばかりですが、2018年に報告された研究があったのでそれを読んでみましょう。この研究では、脳卒中サバイバーにおける血圧測定では麻痺側と健側のどちらの腕を用いるべきか検討しています [6]。

　ナイジェリアにある2つの病院で理学療法クリニックに通う脳卒中サバイバー100人が研究に参加し、血圧測定はデジタル血圧計を用いて血圧を座位で測定しました。
　その結果参加者の背景は、

- 参加者の平均年齢：53.8歳±17.7
- 過去7ヶ月以内に脳卒中を経験した参加者が症例の69.0%
- 痙性麻痺が71%

というものでした。
　そして肝心の結果は、以下の表を見ると、年齢や性別、脳卒中の期間による血圧値の統計学的な有意差はなく、緊張性（つまり痙性か弛緩性か）によって血圧値には有意な差がみられ、全体として、脳卒中サバイバーにおいて麻痺側と健側との間の血圧には有意な差が存在する、という結果になりました。

【変数毎の健側・患側の血圧値】

変数		人数		健側	患側	P値
全体		100	SBP	**136.6±24**	**134.7±19.9**	**0.017**
			DBP	**83.5±11.4**	**85±10.7**	**0.02**
年齢	young adult	14	SBP	127.7±17.8	130±15.7	0.203
			DBP	80.4±10.2	82.8±9.3	0.189
	middle aged	54	SBP	135.2±28.6	138.3±21.8	0.168
			DBP	86.2±12.3	86.6±11.3	0.63
	elderly	32	SBP	127.3±16.1	130.5±17.3	0.052
			DBP	82.4±9.3	83.2±10	0.72

性別	男性	45	SBP	130±28.1	135±20.6	0.054
			DBP	82.8±11	84.3±9.5	0.092
	女性	55	SBP	132.9±20.2	134.4±19.5	0.143
			DBP	84.1±11.7	85.6±11.6	0.143
緊張性	痙性	71	SBP	**126.5±20.7**	**133.2±16.6**	**0.001**
			DBP	**80.7±10.2**	**84.2±10.7**	**0.001**
	弛緩性	29	SBP	**144±27.1**	**138.3±26.2**	**0.001**
			DBP	**90.4±11.5**	**85.5±10.7**	**0.001**
脳卒中期間	<1ヶ月	35	SBP	133.07±31.4	132.1±29	0.071
			DBP	81.07±9.4	79.11±12.2	0.082
	1-6ヶ月	34	SBP	128.8±26.5	130.21±19.8	0.125
			DBP	86.12±10	87.13±9.1	0.201
	7ヶ月-1年	13	SBP	124.22±21.4	126.23±15.5	0.103
			DBP	88.22±11.2	90.06±10.3	0.127
	>1年	18	SBP	134.17±10.2	133.24±12.3	0.114
			DBP	76.79±8.5	78.04±5.7	0.094

※SBP：収縮期血圧・DBP：拡張期血圧，太字が有意差あり　　　　　　　[6]より作成

この研究でも、筋緊張が高いと血圧も高めで、筋緊張が低いと血圧も低めという結果になりましたが、健側と麻痺側の差は収縮期血圧で約6〜7mmHg、拡張期血圧で約4〜5mmHgというものです。

これは本研究では統計学的に有意な差があるという結果になりましたが、一般的に、そもそも血圧の左右差は5〜10mmHg程度とされていることからも、この研究での"統計学的有意差"に、私達が実臨床に適用する上でどこまで意義があるのかというと少し疑問は残ります。

具体的なエビデンスとしては、
「収縮期血圧の10mmHg以上および20mmHg以上の臨床的に有意な腕間差は、それぞれ20％および3.5％で見られた。拡張期血圧の10mmHg以上および20mmHg以上の腕間差はそれぞれ11％および3.5％で見られた[7]」というものがありました。

日本でも同様の研究が行われています[8]。この研究では、片麻痺患者27人を対象に、麻痺側と健側で血圧・体温・経皮的動脈血酸素飽和度（以下SpO₂）

を測定しました。

その結果、

収縮期血圧

麻痺側：120.44±17.74 mmHg
健側：121.28±19.68 mmHg

拡張期血圧

麻痺側：72.58±9.46 mmHg
健側：71.52±8.85 mmHg

と、有意差は見られませんでした。

　この研究では、麻痺の程度を brunnstrom stage で評価していましたが、麻痺の程度別に比較しても統計学的な有意差はないという結果になりました。

　ここまでの論文を読んでいると、まず血圧に関しては、麻痺側で測定してもさほど大きな問題はないように思われます。

　また、この研究では体温と SpO_2 も測定していますが、その結果、

体温

麻痺側：36.61℃
健側：36.43℃　（P<0.05）

SpO 2

麻痺側：96.31%
健側：95.96%　（P<0.05）

と、それぞれに有意差が認められました。

　しかし、ここで重要なのは（繰り返しになりますが）、「統計学的な差がある

か否か」ではなく、「臨床的に意味のある差なのかどうか」だと思います。

　上記のような差であれば、麻痺側での測定でも問題ないようにも思います。
　この研究でも指摘されていますが、例えば持続的にSpO_2を測定する際、麻痺側でのモニタリングが可能であれば、健側の動きを制限することを防ぐことができますし、体温測定も麻痺側で問題ないのであれば患者が自分で測定できることになり、セルフケアの低下を防ぐことができるでしょう。

　他に、急性期の片麻痺脳卒中患者を対象に麻痺側と健側でSpO_2・心拍数（HR）を測定した研究 [9] がありましたが、この研究では、SpO_2・心拍数ともに麻痺側と健側との間に有意差がないという結果でした（P=0.86 for SpO_2, P=0.91 for HR）。

【脳卒中患者の患側・健側の SpO_2 と HR】

患者	HR[bpm]		SpO_2 [%]		麻痺側
	左	右	左	右	
1	71	70	96	96	右
2	88	88	96	96	左
3	95	99	96	96	右
4	80	82	94	95	左
5	89	89	96	95	右
6	71	71	95	95	左
7	75	75	93	93	右
8	87	88	94	94	左
9	79	80	97	97	右
10	56	56	97	96	左
11	89	87	98	98	左
12	78	77	97	96	左
13	91	0	95	95	左
14	76	76	95	95	左
15	78	78	96	96	左

[9] より作成

そしてこの研究のまとめでは、「パルスオキシメーターの装着は麻痺側・健側のどちらでも可能であり、むしろ麻痺側は動きが少ないことから感知しやすいため麻痺側に装着することを推奨する」としています。

単に「健側との差がないから麻痺側で測定しても問題ない」ということだけではなく、麻痺側での測定の方がメリットが有るというケースもあるようです。

結局「麻痺側で測定しても良い」のか？

ここまでの論文を読むと、麻痺側での測定に以前よりもポジティブな印象を受けます。

もちろん、麻痺側で測定するのは、健側にシャントが造設されているケースや健側で点滴をしているケースなど、限定された状況下ではあると思いますが、少なくとも、私が学生時代に受けた「麻痺側での処置はダメ」という指導は些か言い過ぎであるように思います。

「原則、健側で測定する。ただ、場合によっては麻痺側で測定しても問題ない」という結論で良いのではないでしょうか。

また、血圧の左右差が生じる病態（大動脈解離など）もありますので、その時は片麻痺患者であっても健側に加えて麻痺側での測定も必要になります。

このように「麻痺側であるか否か」の二分法ではなく、単に「右か左か」で考える方が適切なケースもあるということはしっかり覚えておきたいと思います。

Summary

- 健側と患側でやや差がある場合もあるが臨床的に重大な差ではないことが多い
- 基本的には健側で測定する方が好ましいが、場合によっては麻痺側での測定でも問題ない
- 麻痺側で測定することのメリットも有る

【参考文献】

[1]　Pickering TG, et al. Recommendations for blood pressure measurement in humans and experimental animals: part 1: blood pressure measurement in humans: a statement for professionals from the Subcommittee of Professional and Public Education of the American Heart Association Council on High Blood Pressure Research. Circulation. 2005 Feb 8;111(5):697-716. [PMID：15699287]

[2]　日本高血圧学会 高血圧治療ガイドライン2014 https://www.jpnsh.jp/data/jsh2014/jsh2014v1_1.pdf（2018年6月1日にアクセス）

[3]　Uijen AA, et al. Blood pressure measurement in hemiparetic patients: which arm? Fam Med. 2008 Sep;40(8):540. [PMID：18988037]

[4]　Yagi S, et al. Blood pressure in the paretic arms of patients with stroke. N Engl J Med. 1986 Sep 25;315(13):836. [PMID：3748101]

[5]　Moorthy SS, et al. Blood pressure monitoring in hemiplegic patients. Anesth Analg. 1996 Feb;82(2):437. [PMID：8561373]

[6]　M Maduagwu, et al. Reference Arm for Blood Pressure Measurement in Stroke Survivors Stanley. Middle East J Rehabil Health Stud. 2018 January; 5(1):e62368.

[7]　Lane D, et al. Inter-arm differences in blood pressure: when are they clinically significant? J Hypertens. 2002 Jun;20(6):1089-95. [PMID：12023677]

[8]　小林淳子, 川西千恵美. 片麻痺患者の麻痺側におけるバイタルサイン測定の可能性. JNI 2013; 11(1・2), 24-30.

[9]　Roffe C, et al. Effect of hemiparetic stroke on pulse oximetry readings on the affected side. Stroke. 2001 Aug;32(8):1808-10. [PMID：11486109]

1

看護・ケアのエビデンス

麻痺側での血圧測定

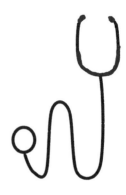

chapter 2

01 | 駆血帯

　医療の現場では毎日様々な感染管理が行われています。

　そして感染管理には、スタッフ一個人からすると「これって本当に意味あるの？」と思うことや「これって本当にこれでいいの？」と感じることが結構有るように思います。

「白衣のポケットにものを入れちゃだめなの？」
「指輪って勤務中は外したほうが良いの？」
「電子カルテのキーボードって汚いの？」
「皮下注射の前の消毒って本当に効果あるの？」

　そんな感染管理における、「これってどうなの？」というもの、特に教科書などであまり解説されないような"脇道のエビデンス"についてまとめていきたいと思いますのでよろしくお願い致します。

　さて、読者の多くの皆さまは採血や点滴などで日常的に駆血帯を使われていることと思います。部署の物品として準備されていたり、人によっては個人用で所有していたりしますよね。しかし、駆血帯は使い捨てではなく再利用されていることが多いのが現状だと思います。

　つまり、Aさんの採血をしたあとに、Bさんに注射をする、ということが日常的に行われているということです。

　もちろん、「使用した後は消毒する」というような人もいることと思いますが、徹底できていない人もいるのではないでしょうか？

　また、例えばアルコール綿で消毒したとして、それで次の患者に使用しても

いいレベルまできちんと消毒されるのでしょうか？

　色々な患者に何度も使用する駆血帯には色々な菌が付着している可能性があるので、菌が伝播する危険性が十分に考えられます。

　本稿では、駆血帯に関するエビデンスをまとめていきたいと思います。

駆血帯の汚染

　駆血帯のMRSA（メチシリン耐性黄色ブドウ球菌）汚染の程度と駆血帯使用後の清掃習慣について調査した研究があります　　　。
　2007年にイギリスの2つの総合病院の若手医師、看護職員等から50個の駆血帯がサンプリングされました。
　また、駆血帯を収集した際にアンケートも実施されており、以下のようなことが質問されました。
　駆血帯をどのくらいの期間使用しているか
　1日にどのくらいの患者に同じ駆血帯を使用するか
　駆血帯を清掃するか

　駆血帯を培養した結果、50個の駆血帯のうち18個（36％）は黄色ブドウ球菌で汚染されており、その内の6個（12％）はMRSAで汚染されていました。
　そして、77％（33／43）の医療従事者は駆血帯の清掃をしていなかったということも示されました。
　ちなみにこの研究では「駆血帯は1日あたり約3人の患者に使用され、平均使用期間は14週間だった」という結果だったので、スタッフによってはそれだけの期間清掃せずに色々な患者に再利用していたことになります。
　また、60％（30／50）の駆血帯は目に見えて汚れており、そのうち13個は血液で汚染されていました。

　日常的に再利用する駆血帯を使用している方なら「確かにこれぐらい汚染されていてもおかしくないし、毎回きっちり清掃してるスタッフばかりではない

なぁ」と心の中では思うのではないでしょうか。少なくとも私個人はそう感じました。

　この他にもパキスタンの病院で100個の駆血帯を調査した研究でもMRSAが検出されていました [2]。
　やはり駆血帯には少なからずMRSAが付着していそうです。

　アメリカの病院で駆血帯を培養して菌を調査した研究があります [3]。
　この研究では外来・入院で合計200個の駆血帯がサンプリングされました。

　その結果、外来の採血センターで使用した駆血帯100個の内、A. baumannii（日和見感染症の原因菌の一つ [4]）は11％（11/100）、MSSA（メチシリン感受性黄色ブドウ球菌）は2％（2/100）から検出され、入院病棟での採血で使用した駆血帯100個の内、A. baumanniiは3％（3/100）、MSSAは3％（3/100）から検出されました。MRSAは検出されないという結果になりました。
　A. baumanniiは前述のように日和見感染症の原因菌の一つですので特に免疫能が低下しているような患者では感染症の原因になる可能性があります。
　その菌が駆血帯から検出されているということは、（特に免疫能の低下のある患者においては）対策が必要だと言えるでしょう。

キーボード汚染

　今まで紹介した研究は駆血帯に対象を絞ったものでしたが、駆血帯の他にパソコンのキーボードにも焦点を当てた研究があります。
　この研究ではロンドンの大学病院におけるキーボード・駆血帯のMRSA付着率を調査しました [5]。
　その結果、44個のキーボード（エンターキーとスペースキー）の内、MSSAは9個、MRSAは4個から検出され、52個の駆血帯の内、MSSAは30個、MRSAは3個から検出されました。

電子カルテは当然のことながら病院の殆どの医療スタッフが触るので色々な菌が付着していることは想像に難くありません。

適切な手指衛生が実践できていたらある程度は制御できるのでしょうが、日本の大学病院・市中病院における手指衛生の遵守率について3,545人を対象に調査した調査[10]によると、適切な手指衛生が実践できていたのはわずか19％（医師：15％，看護師：23％）であったと報告されていることからもなかなか厳しいのが実情ではないでしょうか。

著者は「キーボードを清掃しやすいものにしたり、プラスチック製のカバーをつけたりするのも効果的かもしれない」と述べています。

ただ、どの消毒剤でどのくらいの頻度で消毒するのか、プラスチックカバーをつけるとしてどのくらいの頻度で交換するのか、そして、そもそもキーボードに付着している菌は別の患者に伝播するリスクがどれだけあるのか等、不明瞭なことも多いです。
※詳細はキーボードの章（p127）でまとめています。

さて、これまでのことから駆血帯を清掃していないスタッフがかなりいるらしいことは分かりました。
ではどのように駆血帯を消毒したら良いのでしょうか？

駆血帯の消毒

器具の再生処理の指針として、E.H.Spauldingが感染リスクの程度に応じてクリティカル器具、セミクリティカル器具、ノンクリティカル器具の3つのカテゴリーに分類しています。

吉田製薬のウェブサイトに丁寧にまとめられたものがアップされています[11]。

- クリティカル器具は人体の無菌の組織や血管系に使用する器具
- セミクリティカル器具は粘膜面または健常ではない皮膚に接触するが体内の無菌的部分には侵入しない器具

- ノンクリティカル器具は通常使用下において粘膜や健常でない皮膚には接触せず健常な皮膚にのみ接触する

　駆血帯は通常、健康な皮膚に用いるのでノンクリティカル器具ということになり、感染リスクは低く、高水準の消毒は求められないものとされます。

　一般的には次亜塩素酸ナトリウムやエタノール等による消毒が有効です。
　ただ問題もあり、例えばエタノールによる清拭消毒をしたとして、それで再利用しても問題ないレベルまでの消毒効果が得られるのかは疑問です。

　手技による影響も大きく受けると考えられます。
　そう考えると、やはり駆血帯を一人の患者専用にする必要がありそうです。もしくは、単回使用のものを使用するのも一つの方法です。
　具体的には、「BD IVスタートパック™」という末梢静脈留置時に必要な物品（手袋、ドレープ、駆血帯、サージカルテープ、ドレッシング、不織布、テープ）をまとめたキットが発売されています [8]。
　この他にも、駆血帯のみをディスポーザブルにした商品もあります [9]。
　実際に、infusion nurse societyが出版しているInfusion therapy standards of practiceの 33.VASCULAR ACCESS SITE PREPARATION AND DEVICE PLACEMENTの項に「駆血帯は一人の患者専用にする （Ⅲ）」と推奨されています [10]。
　使い捨て駆血帯 vs 再利用駆血帯というような比較試験は倫理的な面で実現は難しいでしょうし（実際、検索した限りではそのような比較試験は見つかりませんでした）、コストを許容できるならディスポーザブル製品を導入して単回使用にしていくのが望ましいのだと思います。

　ただ前述のように、単回使用にすることでどこまで効果が得られるのか、費用対効果はどうなのか、それとも施設としてもっと他に改善すべき点があるのか、というようなことを施設毎に考えていく必要があると考えます。
　どのような菌が検出されるのかはセッティングによるところも大きいですし、適用する際には自身の環境と比べてどうなのか吟味していきましょう。

そして、駆血帯にMRSAなどの菌が付着していることは前述のように示されていますが、実際に交差感染を引き起こすのかどうかを検証した研究は、検索した限り見つかりませんでした。

　アウトカムが「細菌の検出」という代用のアウトカムであるという点で単回使用をどこまで強く推奨できるのかという問題はありますが、問題の設定上、真のアウトカムでの検証が難しく、理論的根拠での推奨にならざるを得ないことからも、現状のエビデンスからは「単回使用が最も望ましい」ということが言えそうです。

　しかし、いきなり単回使用にするのは現実的ではないですし、施設によっては消毒すら不十分なこともあるのでまずは再利用駆血帯の管理方法の見直しが必要だと考えます。

　その上で、免疫機能の低下があるようなハイリスク患者では個人専用にする等の感染対策も必要ですね。

　何気ないことかもしれませんが、感染管理においては包括的な対策が非常に重要ですし、「手指消毒だけは完璧」というような状況はほとんどあり得ないので、感染管理チームや感染リンクナースは今の現場のどこに綻びがあるのかに注意して業務にあたる必要がありますし、私自身そうしていきたいと思います。

Summary

駆血帯は清掃されていないことが多い

しばしば血液やMRSAなどの病原体で汚染されている

エタノールでの清拭消毒で十分な消毒効果が得られるのかはハッキリしない

【参考文献】

[1]　Elhassan HA, et al. MRSA contaminated venepuncture tourniquets in clinical practice. Postgrad Med J. 2012 Apr;88(1038):194-7. [PMID：22298685]

[2]　Mehmood Z, et al. Potential risk of cross-infection by tourniquets: a need for effective control practices in pakistan. Int J Prev Med. 2014 Sep;5(9):1119-24.

[PMID：25317294]

[3]   Hensley DM, et al. Acinetobacter baumannii and MRSA contamination on reusable phlebotomy tourniquets. Clin Lab Sci. 2010 Summer;23(3):151-6. [PMID：20734887]

[4]   Munoz-Price LS, et al. Acinetobacter infection. N Engl J Med. 2008 Mar 20;358(12):1271-81. [PMID：18354105]

[5]   Fellowes C, et al. MRSA on tourniquets and keyboards. J Hosp Infect. 2006 Sep;64(1):86-8. [PMID：16824648]

[6]   Sakihama T, et al. Hand Hygiene Adherence Among Health Care Workers at Japanese Hospitals: A Multicenter Observational Study in Japan. J Patient Saf. 2016 Mar;12(1):11-7. [PMID：24717527]

[7]   医療器具における再生処理のポイント. Y's Letter 2007.04.02 Vol.2 No.23-3

[8]   BD IVスタートパック™
http://www.bdj.co.jp/ms/products/iv_start_pak.html（2019年9月26日にアクセス）

[9]   サラヤ　ターニケット
https://med.saraya.com/products/kankyoeisei/45320.html（2019年9月26日にアクセス）

[10]   J Infusion Nurs. January/February 2016 Volume 39, Number 1S.

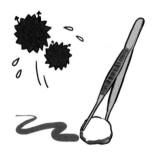

02 | 採血時の手袋

　「採血をする時は手袋をする」というのは医療従事者、特に看護職は新人研修などで感染症のリスクや手袋の必要性について徹底的に叩き込まれている事が多いと思います。最近は特にその傾向が強いのではないでしょうか。

　私自身、新人の頃は感染症のリスクを認識していたもののあまり自分のこととして捉えられませんでしたが、針刺し事故の事例報告を読んだり、実際に同僚が亡くなったという方の話を聞く内にこれは本当に大事なことで注意しなければならないと強く感じるようになりました。

　しかし、詳しくは後述しますが、まだ採血の時の手袋の装着が徹底できていない医療従事者もいるようです。

　本稿では改めて何が手袋装着の阻害要因になっているのか、手袋装着によるメリットはどんなものがあるのか、どういう解決法があるのか等についてエビデンスを交えながらまとめてみたいと思います。

手袋を着けない理由とは？

　確認してみると、WHOが発表している採血のガイドライン[1]では「採血時には手袋を装着する」と記載されています。

　また、CDC（米国疾病予防管理センター）も「血液またはその他の感染の可能性のある体液、粘膜、傷のない皮膚に触れる可能性がある場合は、手袋を着用する」[2]と採血のような血液曝露のリスクが有るときは手袋の着用を推奨していました。

　ちなみに、日本臨床検査標準協議会の標準採血法ガイドラインでも手袋の着用が手順に含まれています[3]。

このように採血時の手袋着用は十分にコンセンサスが得られているのが現状です。

　しかし、それにも関わらず手袋を着用しない医療従事者が一定数いるのも現状です。

　日本で行われた医療従事者における針刺し・切創の実態とその対策に関する調査があります [4]。

　この調査は、平成15年2月5日〜3月31日に行われ、961施設からデータを回収しました（回収率は53.4％）。

　内容としては、針刺し・切創に関する検討委員会の設置の有無やマニュアル・研修の有無などを調査していて、その他に手袋の着用についても調査しており、それによると「34〜53％の施設が抜針時や採血注射時などにまったく着用していない」と報告されていました。

　また、トルコの大学病院で行われた手指衛生や手袋の使用等に関する研究もあり、93人の医療従事者がアンケートに回答しました [5]。

　その結果、採血時に手袋をするスタッフは35.5％で、着用しない又はたまにしかしないスタッフが28％だったということが示されました。

　血液曝露によるリスクは認識しているはずなのに手袋を着用しない医療従事者がいるのは海外でも見られるようです。

　これには分かりやすい理由があります。

　採血をする時は、指先で血管の位置と深さを判断するのですが、手袋をつけると指先の感覚が乏しくなって血管を触知しにくいのです。

　採血をする医療従事者ならこの感覚はよく分かると思います。

　実際の論文を読んでみましょう。

　手袋装着による指先感覚鈍麻と操作困難の程度を採血経験の有無で比較した研究があります [6]。この研究では、採血経験者として看護師30名、採血未経験者として看護学生30名を対象としました。

　一人の実施者に対して手袋装着と手袋未装着で採血操作を2回実施してもら

い、手袋有・無それぞれの採血操作終了後に、1工程ごとの「指先感覚鈍麻」の程度と「操作困難」の程度を実施者に評価してもらった。

その結果、指先感覚鈍麻は採血経験のある看護師でも経験のない看護学生でも手袋有が有意に高かった（P<0.05）ということが示されました。

他にも、日本の総合病院に勤務する看護師361人を対象に採血時の手袋着用・手袋使用後の手洗いに関する実態をアンケート調査した研究があります。
361人に配布し、回収数は290人（回収率80.3％）で対象者の平均年齢31.5歳でした。
その結果、採血時の手袋着用は「ほとんど着用しない」が61.1％で、そのうち80.6％が非着用の理由を「指先の感覚が重要」としていました。

このように、やはり素手の方が分かりやすいという意見は多いようです。
ただ、当然ではありますが採血の時は手袋を着けたほうが良いことに変わりありません。
そして、血液曝露を防ぐために必要というのも一つの理由ですが、その他にも理由があります。

看護師の手荒れ問題

看護師は業務上、患者さんに直接触れることが多いこともあって手洗いや手指消毒をたくさんしています。
そんな手洗いの頻度の多い看護師は手荒れのリスクが高いのではないかと考えられていますし、体感としても手荒れで悩んでいる看護師は多い印象です。

山梨県の大学病院の看護師363人を対象に行われた研究があります。この研究ではアンケート調査によって年齢、勤務時間、勤務期間、ラテックス製品の使用、アレルギー性疾患の罹患の有無、手荒れ症状の有無などの情報が収集されました。

回答率は内科病棟で 74 ％、精神科病棟で 100 ％でした。

この調査によると、
● 自己申告による手荒れの有病率は 35 ％
● シフトごとの平均手洗い回数は 18.1 回
● 手洗いの回数が増えると手荒れリスクが増加（aOR 2.0 [95 ％CI:1.2 - 3.4]）
ということが示されました。

同様の研究は他にもあります [9]。
やはり看護師には手荒れで悩んでいる人が多いようです。

　手荒れが起こると手指消毒の徹底が困難になる（アルコール消毒で手がしみ
る）のでそれも問題ですが、手荒れしていると皮膚のバリア機能が不十分にな
ります。そうなると当然、血液に曝露した時に伝播しやすくなってしまいます。
　そういう点でも採血の時は手袋は着けたほうが良いでしょう。
　ちなみに荒れている手には病原微生物そのものが多かったり、定着が多かっ
たりということが分かっています。

　ブラジルの大学病院で勤務する看護師を対象とした研究では、看護師の健康
な手（n=30）とスキントラブルのある手（n=30）の微生物叢を調査しており、
その結果、黄色ブドウ球菌、グラム陰性菌、エンテロコッカス、真菌の合計は
手洗いの前後の両方で、健康な手よりもスキントラブルのある手で多かったと
いうことが示されました [10]。

　この他にも、成人or小児急性期ユニット、NICU、産科病棟に週に 30 時間以
上勤務する看護師を対象の研究でも、荒れている手は病原微生物の定着が多い
という結果になっていました [11]。

　このような研究もあるので手荒れはスタッフ本人のみの問題ではなく施設と
しても対応を考える必要があると言えそうです。

　前述のように手袋は皮膚の病原微生物伝播を防ぐという効果が期待できますが、それだけでなく針刺し事故の時にも有効ではないかという研究があるようです。

　ある研究[129]によると手袋は血液の伝播量を46〜86％減少させる効果が示され、また別の研究[13]では手袋なしの状態よりも手袋を着用することで血液の伝播量が52％減少（P＜0.001）していました。

　手袋をしていても針刺し事故そのものを防ぐことができるわけではないですが、伝播される血液量が減るなら血液感染予防効果もより期待できるのでやはり着用するメリットは大きいと言えそうです。

　では注射の時はどうでしょう？
　採血の時は手袋をつけるメリットが非常に多いので着けるべきですが注射の時は手袋を着けた方が良いでしょうか？
　とりあえず手袋を着けているという人も多いかもしれません。

　WHOの出版している注射の手順書[130]によると、注射実施時の注意事項として「注射を行う時、手袋を使用しない（ルーチンでの皮内注射、皮下注射、筋肉注射)」としています。

　ただ勿論、「静脈穿刺の際など血液曝露の恐れがある場合は手袋を装着する」としているので静脈注射や動脈注射においては手袋をつける必要がありますね。個人的には手袋の装着により血液の伝播量が減少するというデータは、まだ手袋の装着の徹底が不十分な医療従事者の行動を変容させ得るのではないでしょうか。

加えて、手袋により感覚鈍麻が生じるのはほぼ間違いないので、手袋を着ける前の段階で血管を探しておき、穿刺をする直前に手袋を装着するというのも実現可能な一つの方法だと思います。

　また、当然ですがデータの提示と共に、針刺し事故事例の共有や手袋装着の周知徹底も必要になってきます。
　誰しも起こりうることなので、具体的にどういった状況で、どの手技の時に発生したのか、ということを関わるスタッフみんなが参照できるようにしておくことは非常に効果的でしょう。

Summary

- 採血時の手袋はしばしば着用されていない
- 手荒れに悩んでいる看護師は多いので血液曝露時のリスクも高い
- 手袋は針刺し事故の時にも有効である可能性がある

【参考文献】

[1]　World Health Organization. (2010). WHO guidelines on drawing blood: best practices in phlebotomy.
[2]　Guideline for Hand Hygiene in Health-Care Settings 2002 p33
[3]　日本臨床検査標準協議会 - 標準採血法ガイドライン
　　　http://www.jccls.org/techreport/public_comment_20181022.pdf
[4]　厚生労働科学研究費補助金厚生労働科学特別事業. 医療従事者における針刺し・切創の実態とその対策に関する調査.
　　　http://jrgoicp.umin.ac.jp/activity/h14report.pdf
[5]　Sacar S, et al. Poor hospital infection control practice in hand hygiene, glove utilization, and usage of tourniquets. Am J Infect Control. 2006 Nov;34(9):606-9. [PMID：17097459]
[6]　岡田淳子他. 採血時手袋装着率向上のための有効策の検討. 環境感染誌 2008; 23(4):267-72.
[7]　中村 真紀, 他. 看護師の採血時の手袋着用と使用後の手洗いに関する実態. 看護技術2009; 55(8): 888-92.
[8]　Smith DR, et al. Prevalence and correlates of hand dermatitis among nurses in a Japanese teaching hospital. J Epidemiol. 2003 May;13(3):157-61. [PMID：12749603]
[9]　Forrester BG, et al. Hand dermatitis in intensive care units. J Occup Environ Med.

1998 Oct;40(10):881-5. [PMID : 9800173]

[10] Rocha LA, et al. hygiene procedures on the health care workers. Am J Infect Control. 2009 Mar;37(2):155-9. [PMID : 19249642]

[11] Larson EL, et al. Changes in bacterial flora associated with skin damage on hands of health care personnel. Am J Infect Control. 1998 Oct;26(5):513-21. [PMID : 9795681]

[12] Mast ST, et al. Efficacy of gloves in reducing blood volumes transferred during simulated needlestick injury. J Infect Dis. 1993 Dec;168(6):1589-92. [PMID : 8245553]

[13] Krikorian R, et al. Standardization of needlestick injury and evaluation of a novel virus-inhibiting protective glove. J Hosp Infect. 2007 Aug;66(4):339-45. [PMID : 17688971]

[14] WHO Best Practices for Injections and Related Procedures Toolkit 2010 - 2.1.2 Gloves p6.

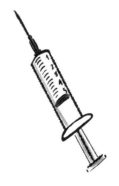

03 | 指輪

　読者の皆様は勤務中に指輪を着けていますか？

　「基本的にアクセサリーの類は禁止だけど結婚指輪だけは良い」という施設もあれば「結婚指輪も含めて全部禁止」という施設もあると思います。

　指輪の装着の何が問題になるのかというと主に感染症の観点からです。

　医療従事者、特に看護職は実際に患者さんに触れる機会が多いので、看護師を媒介して様々な病原微生物が伝播しているということが知られています。実際、感染症の20～40％は人の手を介した交差感染であると報告されています [1]。

　その状況で指輪という "異物" を装着してしまうとそこに病原微生物が溜まってしまうのではないかという考えがあるのです。

　手指衛生の重要性が認知されてきているという背景もそれを後押ししているのだと思います。

　でも、実際に指輪は感染症のリスクを増加させるのでしょうか？

　本稿では指輪と感染症に関するエビデンスについてまとめていきたいと思います。

ガイドラインでの位置づけ

CDC（米国疾病管理センター）の発表しているガイドライン [2] では

6. 手指衛生のその他の側面

F. 医療現場での指輪については勧告できない。

未解決問題

としています。

このガイドライン自体もう20年近く前に発表されたものではありますが、CDCも指輪についてはハッキリとした答えを出せていないのが現状です。

指輪の細菌数

では実際の論文を読んでみましょう。

手洗い前後において指輪装着者の手の細菌量が非装着者よりも多いのか調査することを目的にアメリカのオハイオ病院で行われた研究があります[13]。内科／外科病棟のスタッフが選ばれ、より具体的には、指輪を着けている50人の医療従事者（看護師41人）を、指輪を着けていない50人の医療従事者（看護師34人）と部署ごとにペアにして比較されました。

それぞれのスタッフは液体石鹸で10秒間手洗いし、その後、水道水で10秒間すすぎ、ペーパータオルで手を乾かしました。

その結果、指輪を着けている医療従事者の手の平均総コロニー数は指輪を装着していないスタッフよりも多いことが示されました。

その他にも集中治療室勤務の看護師において手の汚染に対する指輪の着用・指輪の種類の効果とアルコール消毒の効果を評価することを目的に行われた研究があります[14]。この研究では小児病院の集中治療室で直接患者ケアを提供している84人の看護師（98人の看護師から84人を無作為抽出※）を以下の3グループに振り分けてコロニー数を比較しました。

①プレーンな指輪を着用するグループ（n=28）
②宝石付き指輪を着用するグループ（n=28）
③指輪を着用しないグループ（n=28）
※抗生物質を内服している人、人工的なネイルを装着している人は除外

その結果、指輪を装着するスタッフの手から分離された総細菌数は指輪を着用しないスタッフの手よりも有意に多いということが示されました（P=0.001）。

※詳細は巻末の用語一覧を参照

119

①プレーンな指輪を着用するグループ：38.5（CFU/ml）
②宝石付き指輪を着用するグループ：40.5（CFU/ml）
③指輪を着用しないグループ：6.2（CFU/ml）

　①②の手から分離された総細菌数は③よりも有意に多かった

　また、この結果から、指輪の種類による差はあまりないことも示されました。
　1つ目の研究では参加者は無作為に選ばれたわけではなく、あくまで自発的に参加しているのでどちらのグループの参加者も手指衛生の意識が高い可能性があります。
　つまり、その手指衛生に対する意識の高さが結果に影響している可能性や、一般化可能性を減じていることが考えられます。

　その点で、2つ目の研究は（母数は少ないですが）参加者は無作為抽出されているので、自発性という点でのバイアス※はある程度抑制できていることが期待できます。

　しかし、結果としてはどちらの研究でも指輪装着者の手の総細菌数は多い傾向にあるということが示されています。

　やはり指輪という"異物"の存在は微生物の温床になるのかもしれません。

　その他にも看護師50人を対象に指輪との間の皮膚の微生物叢を調査した研究 [5] によると、皮膚からはクレブシエラやアシネトバクターなどが分離され、5ヶ月間保菌していた看護師もいたと報告されています。

　保菌しているからと言ってそれがすべて患者に感染する訳ではありませんが可能性は否定できないでしょう。

　一方で、「指輪を装着していても総細菌数に差はない」という研究も報告されています。
※詳細は巻末の用語一覧を参照

医療従事者（医師・看護師・看護助手・採血専門スタッフ・理学療法士・放射線技師）の手の細菌数と種類に対する指輪の影響を調査することを目的にノルウェーの2つの急性期病院で行われた研究があります　　。

指輪を1つ装着している121人の医療従事者と、指輪を装着していない113人の医療従事者の両グループの参加者の手をグローブジュース法［注1］によってサンプリングしました。

その結果、指輪ありの手となしの手で総細菌数に有意差はありませんでした。

［注1］グローブジュース法：滅菌手袋を着けて手袋の中にサンプリング液を入れ、そのサンプリング液を培養して細菌数を測定する手法

この研究の強みとしてはサンプルサイズが大きいことが挙げられます（先に紹介した研究の倍以上の参加者です）。

著者は「指輪に関する研究はトピックではあったがそもそも研究数が少なく、研究されていてもサンプルサイズが小さい」と述べているので、サンプルサイズを大きくして検証したいという狙いが強くあったのかもしれません。

また、手の総細菌数だけでなく"細菌の伝播数"まで検証した研究があります（ちなみに同じ研究者が行っています）　　　。

医療従事者の手の細菌伝播における指輪の影響と医療従事者の手の微生物叢を調査することを目的にノルウェーの2つの急性期病院で実施されました。

この研究では指輪ありのスタッフ100人、指輪なしのスタッフ100人を対象に調査しています。

ただ、リクルートの基準は記載がありますが、詳細については記載がありません（無作為抽出したという記載はない）。

また、滅菌手袋を着けた調査員が医療従事者と握手して伝播した細菌数も調査しました。その結果、指輪を着けている医療従事者の方が指輪を着けていな

い人よりも手の細菌数が多かったですが、指輪を着けている医療従事者における指輪を着けている方の手と着けていない方の手の細菌数に有意差はありませんでした。

そして、指輪を着けていない医療従事者の手よりも、指輪を着けている医療従事者の手から有意に多くの細菌が伝播することが示されました。

しかし、多変量解析の調整オッズ比は指輪の有無による医療従事者の手の細菌数（aOR 1.7 [95％CI:0.83-3.65],P＝0.142）と細菌伝播（aOR 1.31 [95％CI:0.76-2.27],P＝0.326）には有意差はないという結果になりました。

これらの研究では指輪の影響は大きくない可能性が示されました。
ただ、手が濡れてたり、接触する時間がもっと長かったりすると伝播量は著しく増加すると考えられるので、前述の結果が全てに当てはめられるわけではないことには注意が必要です。

また、職場での指輪の装着が禁止されている為、仕事以外でのみ指輪を装着しているという人もいますよね。

実際に①自宅でのみ指輪を装着している看護師 ②自宅と職場で指輪を装着している看護師と指輪を装着していない看護師を比較して勤務中に指輪を外すことの効果を評価した研究 [8] がありますが、それによると、自宅と職場での指輪の装着は手指汚染の独立した危険因子でしたが（OR、 2.6；95％CI、 1.6-4.3）、自宅でのみの指輪の装着は手指汚染の危険因子であることは示されませんでした（OR, 0.7；95％ CI, 0.4-1.3）。

ただ、指輪をずっと着けっぱなしの人と自宅や職場で着脱をできる人の比較だと普段の手指衛生の実践にも偏りがある可能性もあり、それが結果に影響していることも考えられます。

ここまで読んでいただけると分かるように、指輪の研究も以前の駆血帯の記

事で取り上げた研究と同様に、「総細菌数」や「細菌伝播数」などの代用のアウトカムで検証したものしかありません。

つまり、「○○の感染症発症率の増加」というような真のアウトカムで検証した研究がありません。

また、駆血帯では（やろうと思えば）ディスポーザブル駆血帯vs再利用駆血帯でのRCTも組めますが、指輪の場合は「指輪あり／なしに割付する」ということが困難です（指示されて装着するようなものではない為）。

実際、検索しましたがRCTで検証したものはありませんでした。

もちろん、RCTがなくとも有害な事象に繋がり得ることが（代用のアウトカムであっても）示されているのならば、理論的根拠と併せてそれらを根拠に指輪の装着を制限するのも組織としての一つの戦略でしょう。

ただ、そんな根拠が頑健ではない状況で、どこまで医療従事者の自由を制限できるのかという問題も有るように思います。

少し違う話題にはなりますが、職員が髭や髪の毛を伸ばしていたことをマイナス評価し給料をカットしたことで起こった裁判があります [9]。結果的にこの裁判ではこのようなマイナス評価は違法性が有ると認められ、会社に対し損害賠償の支払いが求められました。

ただ、医療従事者の勤務中の指輪の装着が問題になっている、というような話は私の知る限りではあまり聞いたことがありません。

仮に禁止されていても「仕方ないか（多分良くはないんだろうし）」と考えて受け入れるスタッフが多いのだと思います。

とはいえ、職員の自由を規制するのであればやはり「確かにそれは医学的に妥当性が高い判断だ」と理解が得られるようにしていく必要があると考えますので更に研究が進むことを期待したいですね。

結局のところ指輪はつけても良いのか？外したほうがいいのか？という問いに対してハッキリと答えることは現状のエビデンスでは難しいように思います。

エキスパートオピニオンとして「指輪の装着を禁止する」「指輪の装着を許容する」としているのが現状だと考えます。

「○○のリスクがあるから□□は良くない」と定性的なアセスメントだけで判断してしまうことが自分を含めて看護職には多いように感じますが、実際のエビデンス等を知ることで定量的なアセスメントもして判断できるようにしていきたいと強く思います。

Summary

- 実際に指輪を装着しているスタッフの手は細菌数が多い
- 自宅でのみの指輪の装着は手指汚染に繋がらない可能性がある
- 全体としてハッキリとした根拠は乏しく、指輪の装着を許容するかどうかはエキスパートオピニオンで決定されているのが現状

【参考文献】

[1] Weinstein RA. Epidemiology and control of nosocomial infections in adult intensive care units. Am J Med. 1991 Sep 16;91(3B):179S-184S. [PMID：1928162]

[2] Guideline for Hand Hygiene in Health-Care Settings p33 2002

[3] Salisbury DM, et al. The effect of rings on microbial load of health care workers' hands. Am J Infect Control. 1997 Feb;25(1):24-7. [PMID：9057940]

[4] Yildirim I, et al. A prospective comparative study of the relationship between different types of ring and microbial hand colonization among pediatric intensive care unit nurses. Int J Nurs Stud. 2008 Nov;45(11):1572-6. [PMID：18479684]

[5] Hoffman PN, et al. Micro-organisms isolated from skin under wedding rings worn by hospital staff. Br Med J (Clin Res Ed). 1985 Jan 19;290(6463):206-7. [PMID：3917754]

[6] Fagernes M, et al. Impact of a single plain finger ring on the bacterial load on the hands of healthcare workers. Infect Control Hosp Epidemiol. 2007 Oct;28(10):1191-5. [PMID：17828698]

[7] Fagernes M, et al. Impact of finger rings on transmission of bacteria during hand contact. Infect Control Hosp Epidemiol. 2009 May;30(5):427-32. [PMID：19344265]

[8] Trick WE, et al. Impact of ring wearing on hand contamination and comparison of hand hygiene agents in a hospital. Clin Infect Dis. 2003 Jun 1;36(11):1383-90. [PMID：12766832]

[9] 郵政事業（身だしなみ基準）事件 - 労働基準判例検索-全情報　https://www.zenkiren.com/Portals/0/html/jinji/hannrei/shoshi/90030.html（2019年11月20日にアクセス）

04 | キーボード

近年、様々なものの電子化が進んでいます。

例えば代表的なものとして電子書籍が挙げられます。2011年には651億円だった電子出版市場は2017年には2,556億円になり、 2022年度には3,500億円の市場規模になると予測されているようです 。

私自身、紙の書籍も買いますが電子書籍を買うことが年々増えてきました。

この他の例としてはeラーニングなども挙げられるでしょう。

医療の現場における大きな変化としては電子カルテシステムの導入があります。厚生労働省の電子カルテ導入率に関するデータでは2005年時点で7.4％だったのが、 2014年には34.2％にまで上昇しています 。さらに400床以上の病院に限定すると77.5％の病院が電子カルテを導入していると報告されています。

電子カルテシステムを導入することで、いつでもどこでも患者情報を参照・記録することができたり、紙カルテとは違い情報量が増えても少ないスペースで管理することができたりとメリットも大きいので多くの病院で導入されてきています。

この他にもスマホやタブレットを業務中に使用しているスタッフも徐々に増えてきている印象です。

pdfファイル等で持っておけば、重い教科書を何冊も持ち歩くことなくスマホやタブレット1台あれば参照できますし、検索できるように処理していればキーワードを入力するだけで欲しい情報にすぐたどり着けますよね。

これらのように、どんどん医療現場でも電子端末が使われるようになってき

たことに伴ってこんな指摘がされるようになってきました。

「キーボードって不潔じゃない？」

病院などで働くスタッフは様々な感染症に罹患している患者と接触しますし、電子カルテはほぼ一日中様々なスタッフが使用しているので沢山の人が触れています。

きちんと手指衛生が遵守できていれば問題も大きくならないのかもしれませんが、日本の大学病院・市中病院における手指衛生の遵守率について3,545人を対象に調査した調査 [3] によると、適切な手指衛生が実践できていたのはわずか19％（医師：15％、看護師：23％）であったと報告されていることからも、「キーボードは汚染されてるんじゃないか？」という指摘は的を射た発想だと思います。

では、キーボードは実際のところ病原微生物で汚染されているのでしょうか？
そしてそれはどれくらい問題で、どのような対策が講じられるべきなのでしょうか？
本稿ではキーボードと感染症に関するエビデンスについてまとめていきたいと思います。

キーボード汚染の現状

イスファハン（イラン中央部）の病院におけるキーボードの細菌汚染を調査することを目的に行われた研究があります [4]
この研究では65台のキーボードを無作為にサンプリングしました。
その結果、98.5％のキーボードに病原微生物が定着していることが示されています。

以下内訳

- バシルス属（69％）
- コアグラーゼ陰性ブドウ球菌（24％）
- 黄色ブドウ球菌（23％）
- ミクロコッカス属（7％）
- 肺炎桿菌（9％）
- 大腸菌（1.5％）
- シトロバクター属（3％）
- アシネトバクターバウマニ（4％）
- エンテロバクター属（1.5％）
- アクチノマイセス（1.5％）

非常に様々な病原微生物がキーボードに定着していることが分かります。

この他にも、ロンドンの大学病院におけるキーボード・駆血帯のMRSA付着率を調査した研究[5]では、44台のキーボード（エンターキーとスペースキー）の内9台からメチシリン感受性黄色ブドウ球菌、4台からMRSA（メチシリン耐性黄色ブドウ球菌）が検出されており、病院環境における環境表面の汚染と耐性菌の伝播に関する文献を調査した研究[6]では、ベッド・蛇口・キーボード等の病院環境表面はVRE（バンコマイシン耐性腸球菌）、MRSA、P. aeruginosa（緑膿菌）、C. difficile、A. baumannii などで汚染されていることが報告されていました。

やはり病院環境表面は様々な菌で汚染しているようです。

また、MRSA患者の病室内のMRSA汚染を調査した研究[7]では、MRSA患者の病室でサンプリングされたもののうち27％（96／350）がMRSAで汚染されていたことが示され、更に、患者に直接触れてはいない（ベッド柵等の周囲環境には触れた）12人の看護師の手袋を培養すると、その内の42％がMRSAで汚染されていました。

患者に直接触れることで菌が付着することは自明ですが、病院環境表面が汚

2

感染管理のエビデンス

04 キーボード

染していると患者に直接触れなくても医療従事者の手に菌が付着してしまうようです。

そして、医療従事者の手についたその菌がまた別の患者に伝播する可能性があることは容易に想像できます。

とはいうものの、これらの研究からはキーボード等の病院環境表面が汚染されていることは分かりましたが、「キーボードの病原微生物が本当に患者に伝播するのか」までは検証されていませんので分かりません。

そこで、遺伝的な解析をすることで本当に患者に伝播するのかどうかに迫った研究があります。

タイで最初に作られた病院であるヴァヒラ病院で、患者・環境のCRAB（カルバペネム耐性アシネトバクター・バウマニ）がどこに拡散しているか、患者・環境でのCRABが遺伝的に同質のものかどうかを調査しました [8]。

この研究では患者（n＝30）と病院環境表面（n＝300）からCRABをサンプリングしました。

その結果、以下の病院環境表面から検出されました。

環境表面のアシネトバクター・バウマニとCRAB割合

環境表面	アシネトバクター・バウマニ	カルバペネム耐性アシネトバクター・バウマニ
床頭台	30%	26.7%
ベッド柵	26.7%	20%
血圧計カフ	26.7%	16.7%
手押し車	26.7%	10%
ベッドシーツ	23.3%	20%
ナースステーションカウンター	16.7%	13.3%
オーバーベッドテーブル	13.3%	13.3%
ベッドカーテン	10%	10%
患者記録ファイル	3.3%	
キーボード/マウス	3.3%	

そして、患者の36.7％が、環境からの分離株の少なくとも1つとクローン的に関連した臨床分離株を持っていました。

つまり、患者の持つ菌と環境表面の菌に遺伝的に同質のものがあるというこ

とが示されたのです。ということは、実際に環境表面から患者に感染した可能性を示唆していると言えます。

前の稿（感染対策のエビデンス1〜3章）でも患者への伝播リスクの実質的な評価が行えていない研究の紹介が多かったですが、こういった手法で調査することができるのはすごいですね。

やはり、環境表面の汚染は患者への伝播リスクにつながると言えそうです。

キーボードに関して言えば、キーボードに付着している菌は医療従事者の手から伝播したものであると考えられますし、その意味で医療従事者の手指衛生遵守が非常に重要な要素となるでしょう。

そして、キーボード等の環境表面の汚染を減らすことができれば最終的には患者への伝播を減らすことも可能になると考えられます。

実際に、コンピューターのMRSA汚染がMRSAの院内感染と手指衛生遵守のサロゲートマーカー（代わりの指標）になるのではないかという研究があるので紹介します　。この研究では2つの急性期総合病院の病棟のコンピューター端末のMRSA汚染の程度を調査しました。

手洗い遵守についてはペーパータオルの消費量で評価しています。

その結果、病院Aでは12台のコンピューターがサンプリングされ、そのうちの5台（42％）からMRSAが検出され、病院Bでは13台のコンピューターがサンプリングされ、そのうち1台からのみMRSAが検出されました。

MRSA伝播率は病院Bで入院100例当たり0.49なのに対し、病院Aで入院100例当たり1.02と有意に高いことが示されました。

※病床数500以上の病院の場合、入院100例当たり0.5が閾値で、病床数200〜499の病院の場合、入院100例当たり0.25が閾値

そして、ペーパータオル使用量は病院Aで1ベッド当たり年間84.2個、病院Bで1ベッド当たり年間121.3個と病院Bでペーパータオル使用量が有意に多いという結果になりました。

簡単にまとめるとコンピューターからのMRSA検出が少ない病院Bはペーパータオル使用量が多くMRSA伝播率も低くて、MRSA検出が比較的多い病院Aはペーパータオル使用量が少なくMRSA伝播率も高いということです。

　やはり、手指衛生遵守がキーボード汚染を減らす可能性もあるのです。
　勿論、この研究は横断的に調査されているので
● コンピューターのMRSA汚染が少ないこと
● ペーパータオル使用量が多いこと
● MRSA伝播率が低いこと

　これらの関係に時間性があるかどうかは分かりませんし、ペーパータオルの使用量だけでは適切な手指消毒が行われているか評価できないこと、サンプルサイズが小さいこと、1999年に行われた研究ということもあって手指衛生遵守に関する指針など結果に大きく影響を与えると考えられるものの状況が今とはかなり違うと考えられること（コンピューターの定期的な清掃がどちらの病院でも行われていないということからも現状とは乖離がある）等、様々な限界もあります。

　とはいえ、手指衛生遵守がキーボード汚染を減らす可能性が示唆されたことは、改めて手指衛生遵守の重要性を認識する上で大変意義があるものと考えます。

　さて、少し余談的な話になりますが、病院のキーボードが汚染されていることはこれまで紹介してきた研究からも分かってきました。

　ではユーザー数による違いはあるのでしょうか？
　キーボード・マウスの汚染程度とユーザー数による違いを検討した研究があります［10］。この研究では150台のキーボード、100個のマウスからサンプルを収集しました。

　内訳は次頁の通りです。

- モースル市（イラクの都市）の医学部のインターネットセンター：50
- モースル大学医学部のコンピューター室：50
- Al-jamhory 大学病院と AI-Batol 大学病院のインターネットセンター：125
- スタッフルームの個人的なノートパソコン：25（シングルユーザー）

その結果、全体のうち 99.2％（242／250）のサンプルから様々な微生物が検出されました。

- グラム陽性菌：90.8％
- グラム陰性菌：80.4％
- 黄色ブドウ球菌：79.2％
- 表皮ブドウ球菌：68.8％
- エンテロコッカス：37.2％
- 大腸菌：18％
- レンサ球菌：11.2％

ちなみに病院のキーボードからは病原微生物が100％分離されました。

そして、複数のユーザーが使用しているキーボード・マウスの90％から病原微生物が検出されましたが、一人で使用しているキーボード・マウスでは30％からの検出に留まっていました。

この他の、オーストラリアの大学の実験室のキーボードを調査した研究[ ]でも、マルチユーザーキーボードの方がシングルユーザーキーボードよりも有意に微生物数が多いという結果になりました。

病院という環境でも、病院以外の環境でもマルチユーザーは汚染率が高い傾向にあるということが示されました。

これは単純にシングルユーザーと比べてマルチユーザーの場合、使用回数が圧倒的に多いことが主な理由であると考えられます。その他にも、沢山の人が使えばその中には手指衛生遵守の意識が乏しい人もいる為その影響も大きそうです。

そう考えると年中様々な職種のスタッフが使用する電子カルテが汚染されるのも自然といえば自然なことなのかもしれません。

キーボード汚染の対策

キーボード等の環境表面の汚染に対して、具体的にどのような対策を講じるべきでしょうか？

CDCのガイドライン［12］を確認すると、パソコンはノンクリティカル器具［注1］で、ノンクリティカル器具の消毒については「目に見える汚れがついた場合、および定期的に（各患者に使用した後、1日に1回、または1週間に1回など）ノンクリティカル器具を消毒する（カテゴリーⅡ［注2]）」と推奨しています。

> ［注1］ノンクリティカル器具：通常使用下において粘膜や健常でない皮膚には接触せず健常な皮膚にのみ接触する。
> ［注2］カテゴリーⅡ：実施のために提案され、示唆的な臨床研究または疫学研究または理論的根拠によって支持される。

やはり定期的な清掃を推奨していますね。

実際は業務終了時に清掃するよう取り決めがされている施設が多いと思います。では具体的にはどの消毒剤が有効なのでしょうか？

キーボードに対する種々の消毒剤の有効性を評価した研究があります［13］。この研究ではICU等の25台のキーボードをサンプリングしました。

キーボードをMRSA、VRE、緑膿菌の試験製剤で汚染させて、その後消毒剤で消毒（各キーボードはそれぞれの消毒剤で300回［12日間、1日25回］擦式消毒）して菌減少率を評価しました。

この結果、以下のすべての消毒剤で大きな細菌除去効果が示されました。

	消毒剤	菌の減少率（％）
1	アルコール	97
2	CaviWipes（イソプロパノール）	99

3	塩素	99
4	Clorox disinfecting（ジエチレングリコールモノヘキシルエーテル）	99
5	Sani-Cloth Plus（第4級アンモニウム＋イソプロパノール）	99
6	Vesphene II SE（オルトフェニルフェノール＋第3級アミルフェノール）	99
7	滅菌水	99

　滅菌水でもそんなに効果あるのかという驚きもありますが、あくまで実験的な環境ですし、消毒回数も多いので、リアルワールドでの実践とは乖離があるかもしれません。

　ただ、この研究ではどの消毒剤もある程度の効果が期待できることが示されました。

　この他にも、アルコールによる消毒と第4アンモニウムによる消毒を比較した研究　　　がありますが、その研究ではアルコールの方がより高い効果を示していました。

　しかし、消毒剤で清掃することによる弊害として考えられるのはキーボード自体へのダメージです。

　毎日の清掃を長期間続ければ当然キーボードへの悪影響も考えられます。

　それに対してキーボードにカバーを着けると良いのではないかと発案され、以下のようなキーボードカバーに関する研究がいくつか行われました。

　その一つが、カバーなしキーボード（n=25）とカバー付きキーボード（n=27）に付着している細菌の種類とコロニー数の違いを比較した研究です　　　。

　この研究では典型的な成人入院患者の病室で6ヶ月間使用した後にサンプリング（カバー付きキーボードはカバーの上から、カバーなしではキーボードから直接サンプリング）しました。

　その結果、黄色ブドウ球菌、表皮ブドウ球菌などが検出され、経過とともに病原体数は増加し、カバー付きキーボードでは100％（27/27）、カバーなしキーボードでは92％（23/25）病原体が陽性であることが示されました。

　考えてみるとある意味当たり前かもしれませんが、カバーを付けても結局同

じものを使い続けるのなら徐々に汚染されていくことになります。

抗菌性ポリマーが含まれるキーボードカバーの有効性を報告している研究 [16] もあるのでそういう手段もあるかもしれませんが、長期間使用したデータではなく、結局長く使うと抗菌性であっても徐々に汚染されていく可能性も十分に考えられます。

ディスポーザブルのキーボードカバーも販売されているのでそれを使用したほうが感染対策という点では有効でしょうが、あまり別個の対応に走るのは得策とは言えないと感じます。

手指衛生遵守や消毒の有効性はすでに示唆されていますし、手指衛生遵守はキーボード以外の様々な場面でも実践する手技ですので、そういった基本的なことの教育と実践がキーボードの汚染を減らし、院内感染を減らすことに大きな影響をもたらすのだと考えます。

そして、患者に触れる前後に手指消毒をするように、キーボードに触れる前後にも手指消毒が必要だといえます。

キーボードに触れる前に手指消毒をすればキーボードの汚染を減らせますし、キーボードに触れた後に手指消毒をすれば次に触れるところへの伝播を減らすことができます。

キーボードに対してそういう意識を持つことがまずなにより重要ですね。

Summary

- 電子カルテのキーボードは様々な病原体で汚染されている
- キーボードの汚染は手指衛生遵守と関連している可能性がある
- キーボードカバー（抗菌製含む）の有効性は限定的である可能性が高い

【参考文献】

[1]　株式会社インプレス - ニュースリリース
https://www.impress.co.jp/newsrelease/2018/07/20180724-01.html（2019年12月20日にアクセス）

[2] 厚生労働省 - 図表3-3-8　電子カルテの導入率（一般病院）https://www.mhlw.go.jp/wp/ hakusyo/kousei/17/backdata/01-03-03-08.html（2019年12月22日にアクセス）

[3] Sakihama T, et al. Hand Hygiene Adherence Among Health Care Workers at Japanese Hospitals: A Multicenter Observational Study in Japan. J Patient Saf. 2016 Mar;12(1):11-7. [PMID：24717527]

[4] Karbasizade, Vajihe & Mohammadi Sichani, Maryam & Sichani, Somayeh & Parsafar,. (2014). Bacterial contamination of computer keyboards in hospitals in Isfahan in Iran.

[5] Fellowes C, et al. MRSA on tourniquets and keyboards. J Hosp Infect. 2006 Sep;64(1):86-8. [PMID：16824648]

[6] de Oliveira AC, et al. Surfaces of the hospital environment as possible deposits of resistant bacteria: a review. Rev Esc Enferm USP. 2010 Dec;44(4):1118-23. [PMID：21337799]

[7] Boyce JM, et al. Environmental contamination due to methicillin-resistant Staphylococcus aureus: possible infection control implications. Infect Control Hosp Epidemiol. 1997 Sep;18(9):622-7. [PMID：9309433]

[8] Phumisantiphong U, et al. Clonal spread of carbapenem resistant Acinetobacter baumannii in the patients and their environment at BMA Medical College and Vajira Hospital. J Med Assoc Thai. 2009 Dec;92 Suppl 7:S173-80. [PMID：20232570]

[9] Devine J, et al. Is methicillin-resistant Staphylococcus aureus (MRSA) contamination of ward-based computer terminals a surrogate marker for nosocomial MRSA transmission and handwashing compliance? J Hosp Infect. 2001 May;48(1):72-5. [PMID：11358473]

[10] RHA Rahman. Bacterial contamination of computer keyboards and mouse. Tikrit Journal of Pure Science 19(5) 2014 p18-22.

[11] Anderson G, et al. Microbial contamination of computer keyboards in a university setting. Am J Infect Control. 2009 Aug;37(6):507-9. [PMID：19233511]

[12] Guideline for Disinfection and Sterilization in Healthcare Facilities, 2008

[13] Rutala WA, et al. Bacterial contamination of keyboards: efficacy and functional impact of disinfectants. Infect Control Hosp Epidemiol. 2006 Apr;27(4):372-7. [PMID：16622815]

[14] Codish S, et al. Effectiveness of stringent decontamination of computer input devices in the era of electronic medical records and bedside computing: a randomized controlled trial. Am J Infect Control. 2015 Jun;43(6):644-6. [PMID：25442396]

[15] Das A, et al. Comparison of keyboard colonization before and after use in an inpatient setting and the effect of keyboard covers. Am J Infect Control. 2018 Apr;46(4):474-76. [PMID:29129271]

[16] D'Antonio NN, et al. Computer keyboard covers impregnated with a novel antimicrobial polymer significantly reduce microbial contamination. Am J Infect Control. 2013 Apr;41(4):337-9. [PMID：23036480]

2

感染管理のエビデンス

04
キーボード

05 | 皮下注射前の消毒

　予防接種やインスリン注射など、医療の現場、特に病院や診療所などでは採血や点滴と同じくらい皮下注射も日常的に行われています。

　さてこの時、おそらく殆どの場合は注射をする前に皮膚の消毒もしていると思いますし、それ自体はかなり一般的な医療行為ではありますが、「実際のところあまり意味がないのでは？」という指摘もされていたりします。

　おそらく殆どの看護師にとってルーチン化した行為なので「消毒しないとかえって気持ちが悪い」と感じるくらいに習慣となっているでしょうが、「まぁでも消毒しなくてもそんなに大きな問題にはならなさそうな気もするな…」という感覚を抱いている方も多いのではないでしょうか？

　ここで一度、実際の研究ではどうなっているかを確認してみましょう。

「皮下注射前のアルコール消毒」はもう古い？

　実際に皮下注射におけるアルコール消毒のエビデンスについて検索してみましょう。

　2020年3月7日時点では、「皮下注射」と「消毒」のMeshタームをAND検索すると14件ヒットします。

　しかし、皮下注射前の皮膚の消毒の有効性を評価した研究は少なく、あってもかなり古い研究が多いということが分かりました。また、血糖測定やインスリン注射などで皮膚の消毒が日常的に行われている糖尿病の領域での報告が多いようです。

　では実際の研究を読んでいきましょう。

　Lancetで1978年に報告された13人の糖尿病患者を対象とした研究がありま

す　　。この研究の参加者は1日に1～3回インスリン注射をしており、3～5ヶ月の追跡調査中、参加者は1週間おきにインスリン注射前の消毒をスキップしました。患者は注射部位について皮膚の赤み、圧痛、その他の徴候を記録するよう求められていました。

この研究では、皮膚の準備として5秒間70％イソプロピルアルコールでの消毒を行っており、この研究での消毒なしの注射回数は1,700回以上にも及んでいます。

そしてこの研究の結果から、その消毒により腕・脚・腹部の菌量が82～91％減少することが示されました。しかし、局所的にも全身体的にも感染徴候は観察されませんでした。

つまり、インスリン注射前の消毒は皮膚の菌量を減らしはするものの、そもそも皮下注射程度では消毒をしなくても感染が成立しない可能性があり、注射前の消毒が必要ないかもしれないことが示唆されたのです。

これは非常に重要なデータですね。

「菌量の減少」というある種の代用のアウトカムでは効果が示されているものの、「感染」という真のアウトカムには寄与しない。「そのアウトカムは真のアウトカムか？」と問うことの重要性が改めて分かる好例だと思います。

他の研究も読んでみましょう。

50人のインスリン使用外来患者を対象にインスリン注射前の皮膚消毒の必要性を調査した研究があります　　。

この研究では腹部に注射したデータを使用し、注射後72時間以内に発生した感染（紅斑、圧痛、浮腫）をアウトカムとしました。

具体的には①皮膚・バイアルをアルコールで消毒 ②皮膚・バイアルを水で清拭 ③なにもしない の3つの方法によるクロスオーバー研究を実施しています。その結果、合計600回の注射が行われたものの、全被験者で感染は見られませんでした。

この他の2つのクリニックの254人のインスリン使用者を調査した研究

でも、手洗い、バイアル消毒、皮膚消毒、使用済み注射器の廃棄ということを徹底できているのは29％（n=74）のみだったにも関わらず2,828回の注射部位のデータからは感染は見られなかったことも報告されています。

いずれの研究も古く、手技の徹底すら出来ていない状況であったにも関わらず、一例も感染が無かったと報告されていることからも、やはり皮下注射における感染のリスクは殆どないのかもしれません。

比較的新しい研究として、2005年に報告された日本発の研究があります。この研究はインフルエンザの予防接種を受ける地域住民を対象とし、アルコール綿を使う群と蒸留水の綿を使う群で感染の発生に差がないかどうかを検証した二重盲検ランダム化比較試験です [4]。

対象となった1,078人のうちアルコール綿でも蒸留水の綿でも「どちらでもいい」と答えた673人をランダム化し、アルコール綿群が336人、蒸留水綿群が337人となりました。
その結果、腫脹、発赤、疼痛などの副反応の発生はアルコール綿群で1件多かったものの、有意差は認められませんでした（相対危険度1.02［95％信頼区間 0.80-1.31]）。
そして感染はすべての接種者で1件も起こりませんでした。

著者らは「あくまで自分で予防接種を受けに来る方を対象としているのでこの結果を入院患者にそのまま適用することは出来ない」と述べています。この点は前述の研究でも同じことが言えそうです。
しかし、673人もの方が「アルコール綿でも蒸留水綿でもどっちでも良い」と回答していることも個人的にはなかなかの驚きです。

意外とどちらでも良いと考えているものなのでしょうか？
さて、これらの結果を単純に一般化することは出来ないものの、このデータも「皮下注射で感染は起こらない」ということを支持する結果となりました。
実際に、皮膚の常在菌は基本的に病原性がなく、また皮下注射で菌が侵入し

たとして感染が生じるには至らないという報告 [5] もあるようです。

　理論的にも実際のデータでもそのことが示されていますね。
　少なくともこれらのことから、「皮下注射前の消毒は絶対！」と強く言えるような質の高いエビデンスは乏しいということが分かります。

"消毒不要" についてのスタッフの捉え方とガイドライン

　では、皮下注射前の消毒をしないことに対してスタッフはどう感じているでしょうか？
　日本のとある病院では注射部位の消毒がエビデンスから考えても必須ではないことからインスリン自己注射・自己血糖測定の際のアルコール消毒を選択制（基本的には消毒しないことを推奨し、アルコール消毒を希望する患者のみアルコール消毒を実施）にしているようです。
　しかし、看護師を対象に行ったアンケート調査によると77％（291人）の看護師がアルコール消毒をしないという指導をすることに抵抗があると回答していました [6]。

　理由としては
①以前よりずっと消毒しているから
②アルコール消毒をするのが習慣だから
③不潔そうだから
④感染してしまいそうだから
⑤止血に何を使用して良いか分からないから
⑥なぜ不要になったか知らないから

というものが挙げられていました。

　ちなみに1995年にLancetに報告された研究 [7] でも、注射前の皮膚消毒には意味がないとして施設として「しない」と取り決めをしたものの、その8年後90人のスタッフ等を対象に実態を調査すると、78％の人が皮膚の消毒を行って

いることが分かりました。

多くの看護師にとってアルコール消毒は「当たり前に行うもの」として常識に組み込まれているのでなかなか「しない」ように行動変容するのは難しいようです。

では、ガイドラインではどうなっているでしょうか?

WHOが出版している「WHO best practices for injections and related procedures toolkit (2010)」[8] では皮下注射について、**「アルコール消毒は不要で目に見える汚れがあるときは水と石鹸で綺麗にするだけで良い」**としています。

特に引用文献は無いようですが、これまでのエビデンスから考えると妥当な推奨だと思います。

ちなみに、american association of diabetes educators（米国糖尿病教育者協会）の糖尿病患者教育のための皮下注射ガイドライン（Subcutaneous Injection Guidelines for the Education of Persons with Diabetes – 2019）[9] には、「注射は清潔な場所へ行ってください。 注射部位の消毒（アルコールなど）は、部位が汚れている場合、または注射が施設内環境で行われている場合にのみ必要です」

と記載されていました。

ここでの施設内環境というのは病院なども含まれるようです。

やはり自宅等とは異なり、様々な感染症を持つ患者がいたり、様々な病原微生物が環境表面にいたりと、かなり特殊な環境であることが要因として大きいのだと考えられます。

ただ、WHOの手順では施設内環境については特に触れていないのでこの辺り組織によって微妙に考え方が異なるのかもしれません。

意外にも皮下注射前の皮膚消毒の必要性を裏付けるデータは乏しく、皮下注射前の皮膚消毒はそこまで重要視されていない（かもしれない）ことが分かりました。

ただここで大切なのは、消毒をするのかしないのかということではなく、注

射をする前に皮膚の状態を適切に評価することなのだと思います。

　消毒をしてもしなくても差がないことが複数の研究で示されている以上、皮膚消毒を是とするのは難しいでしょうが、するにせよしないにせよ皮膚状態の評価は必ず行いますので。

　また、非効果的なことを積極的に行うのは問題ですが、患者さんの不安の部分にも目を向ける必要があります。記事の中の研究では6割程度の方が「どちらでも良い」と考えていましたが、説明もなく消毒せずにいきなり注射しようとしたら不安に思う方もいることでしょうし、その点は注意が必要だと思います。

　ただ、「感染は発生しない」というエビデンスがあったとしても、そこまで積極的に「消毒しないようにするか」というと既に常識化・手順化されているものを覆すにはその意義も薄い（消毒をしないことのメリットが乏しい）のでなかなか変わらないのではと思います。

　皮下注射前の消毒は菌量を減らしはするが、そもそも皮下注射では消毒をしなくても感染が成立しない可能性がある

　消毒しないことに抵抗のある看護師は多い

　皮下注射前の消毒は基本的には不要であるとされている

【参考文献】

［1］　Koivisto VA, Felig P. Is skin preparation necessary before insulin injection?. Lancet. 1978;1(8073):1072-5. [PMID：77369]

［2］　McCarthy JA, et al. Is the traditional alcohol wipe necessary before an insulin injection? Dogma disputed. Diabetes Care. 1993;16(1):402. [PMID：8422825]

［3］　Borders LM, et al. Traditional insulin-use practices and the incidence of bacterial contamination and infection. Diabetes Care. 1984;7(2):121-7. [PMID：6376007]

［4］　吉岡和晃他. 皮下注射の前のアルコール消毒は必要か：予防接種におけるランダム化比較試験. Japanese journal of primary care 28(2), 87-91, 2005.

［5］　ELEK SD. Experimental staphylococcal infections in the skin of man. Ann N Y Acad Sci. 1956;65(3):85-90. [PMID:13363202]

［6］　石津美紀.事例検討 インスリン自己注射部位・自己血糖測定穿刺部位の消毒をしない方向につ

いて-文献研究とアンケート調査 (相澤病院看護部講演集) 相澤病院医学雑誌 慈泉会相澤病院 2011 117-9.

[7] Liauw J, Archer GJ. Swabaholics?. Lancet. 1995;345(8965):1648. [PMID: 7783567]

[8] WHO best practices for injections and related procedures toolkit (2010) p8.

[9] Subcutaneous Injection Guidelines for the Education of Persons with Diabetes – 2019

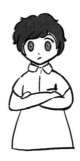

06 | 聴診器

さて、これまでの記事で電子カルテのキーボードや指輪、駆血帯等に様々な病原微生物がいることを書いてきました。

病院には様々な感染症をもつ患者がいますし、その患者に医療を提供するスタッフが使用する物品に様々な病原微生物が付着していても何ら不思議はないですよね。

医療従事者が使用する代表的な医療器具として聴診器がありますが、聴診器にも同様の指摘がされています。

体温計を個人専用にしている病院は少なからずありますが、一般病棟で聴診器を個人専用にしている病院は少ないのではないでしょうか（ICUや免疫不全状態の患者の多い血液内科病棟等では個人専用にしている施設が多いですよね）。

「沢山の患者に使用する聴診器＋適切な手指消毒すらなかなか行えていない医療従事者＝汚染された聴診器の不適切使用 」という計算式が導出されるのも容易に理解できることです。

今回は聴診器汚染の現状、医療従事者の消毒の認識と実践、消毒の効果等についてまとめていきたいと思います。

聴診器汚染の現状

実際の論文を読んでいきましょう。

聴診器の汚染の頻度および清掃の実践について調査した研究があります[1]。

この研究は、サウジアラビアの東部州に位置する440床の三次医療機関であるキング・ファハド大学病院で行われました。

　さまざまな医療従事者が使用している100台の聴診器から綿棒でサンプルを採取しています（対象者が無作為に抽出されたのか否かについては特に記載がなかったため分かりません）。

　また、聴診器は職種と聴診器の清掃頻度（一度も清掃したことがない、年に一度、週に一度、毎日、または患者ごとに清掃した後）を調べる簡単な質問票に記入してもらいながら収集しました。

　その結果、調査対象の聴診器100台中30台（30％）が微生物で汚染されていました。

- グラム陽性桿菌：12％
- 表皮ブドウ球菌：9％
- 大腸菌：7％
- クレブシエラ属：2％

　しかし、MRSAは検出されませんでした。

　聴診器の清掃について全体では、医療従事者の21％が毎日、47％が毎週、32％が毎年聴診器を清掃していましたが、医療従事者の中で、患者ごとに聴診器を清掃している人はいなかったことも示されました。

　また看護師は医師や医学生に比べて聴診器の清掃頻度が高い傾向にありました。

　大きな差はありませんが、「適切な手指消毒が実施できているのは医師で15％、看護師で23％」という報告 [2] もありますし、看護師の方が清掃に関する意識が高い（というより多くの医師が感染制御に対する意識が高くないだけなのかもしれませんが…）というのは体感とも一致します。

　この他の職種別の聴診器汚染率を調査した研究 [3] でも、次頁の図のようになっており、同様の傾向が認められていました。

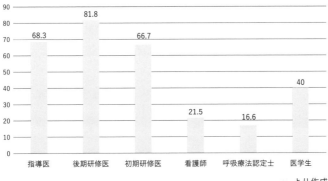

聴診器　汚染率

より作成

他の論文も読んでみましょう。

ブラジルの三次病院で実施された研究があります[1]。

この研究では、医師、研修医、医学生、看護師、看護学校の学生、その他の病院部門が使用した聴診器300台から無作為にサンプルを収集しています。

その結果、300台の聴診器のうち87％が汚染されており、そして汚染された聴診器のうち、96％から2つ以上の微生物が分離されたことも示されました。

分離された微生物は以下の通りです。

- 黄色ブドウ球菌（n=176）
- コアグラーゼ陰性ブドウ球菌（n=153）
- 酵母（n=148）
- サルシナ（n=64）
- 枯草菌（n=45）
- レンサ球菌（n=7）
- アシネトバクター（n=2）
- シュードモナス・プチダ（n=1）
- クレブシエラ・ニューモニエ（n=1）

駆血帯と同様に様々な微生物が検出されるようです。

また、この研究でもMRSAは検出されていませんでしたが、「106台の聴診器からMRSAが21％検出された」という報告 [5] もあり、その他にも医療系学生の聴診器のMRSAの生存期間を評価した研究ではMRSAが60日間生存していたとも報告 [6] されているので耐性菌の存在も軽視出来ませんね。

　ちなみに、エチオピアの大学病院（500床）で実施された研究 [7] では部署別に聴診器汚染の割合が調査されており、以下の図のような結果となっています。

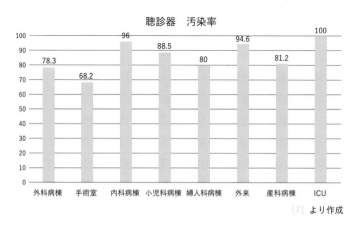

聴診器　汚染率

	外科病棟	手術室	内科病棟	小児科病棟	婦人科病棟	外来	産科病棟	ICU
値	78.3	68.2	96	88.5	80	94.6	81.2	100

[7] より作成

　どの部署でも聴診器汚染はあるようですが特にICUで高いことが示されています。
　前述のMRSAの検出を報告した研究 [5] でも「MRSA検出率は特にICUで高い傾向にあった」としているのでICUで強く見られる傾向なのかもしれません。

医療従事者の消毒の認識と実践

　次に聴診器の消毒についてまとめていきましょう。
　「駆血帯」の記事 [8] でも書きましたが、器具の再生処理の指針として、E. H. Spauldingが感染リスクの程度に応じてクリティカル器具、セミクリティカル器具、ノンクリティカル器具の3つのカテゴリーに分類しており、吉田製薬の

ウェブサイトに丁寧にまとめられたものがアップされています[9]。

- クリティカル器具は人体の無菌の組織や血管系に使用する器具
- セミクリティカル器具は粘膜面または健常ではない皮膚に接触するが体内の無菌的部分には侵入しない器具
- ノンクリティカル器具は通常使用下において粘膜や健常でない皮膚には接触せず健常な皮膚にのみ接触する器具

そして、CDCのガイドライン[10]を確認すると、聴診器はノンクリティカルとセミクリティカルに分類されていることが分かります。

傷のない皮膚に使用する場合はノンクリティカル
→各患者ごと、または1日1回または1週間に1回消毒
傷のある皮膚に使用する場合はセミクリティカル
→各患者に使用する前に消毒

このように分けて考える必要があるようです。
では、実際の現場はガイドラインに則って消毒しているのでしょうか？

テキサス州ヒューストンにある大学病院の救急外来、外科集中治療室、分娩室での医療従事者の患者との接触〜終了までを観察した研究があります[11]。
研究対象者は、医師、看護師、医学生、その他の医療関係者で、選択バイアスを最小限にするために、異なる日付、異なる時間、異なるユニットで観察を行いました。
この研究では一部の医療提供者は、自分たちの患者との接触が観察されていることを認識していましたが、観察の理由は明らかにされていませんでした。
この結果、最終的に観察された400件の観察のうち、CDCの消毒基準（各患者ごと、または1日1回または1週間に1回）に準拠していることが確認できたのは15件のみでした。
ちなみに職種別のCDC準拠の消毒率を比較すると、看護師が15.1％と最も高く、主治医は3.6％と低い結果となっていました。

観察されていてもこの結果なら普段は更に適切な消毒を行えていない可能性があるのではないかと思います。

では医療従事者は消毒の必要性を認識出来ていないのでしょうか？

聴診器の汚染率を調査し、医療従事者の聴診器消毒についての認識と態度を評価することを目的に実施された研究 [12] があります。

この研究はインドの3次医療病院であるGovernment Medical College Hospitalで横断的に実施されました。

対象はICU、救急外来、病棟、外来の医師、研修医、看護職員で層化抽出法※でサンプリングし、アンケート調査も実施されました。

この研究でも、他の研究と同様に100台の聴診器を培養した結果、56台の聴診器で少なくとも1つの微生物汚染が検出されました。

調査の結果、聴診器で感染症が伝播し得ることについては全員が認識していましたが、消毒に関するガイドラインについて知っているのは医師で65.3％、初期研修医で66.7％、看護師で83.3％であり、「聴診器を全く消毒したことが無い」と回答したのが医師で36.7％、初期研修医で13.3％、看護師で30.6％でした。

つまり全員が必要性を認識していたものの、定期的に清掃していたのは7割程度だということが分かります。

まず、聴診器などの医療機器が交差感染を起こす可能性があることを知ってもらうことは教育の段階で必要になりますが、そこから更に実践してもらうようにするのはなかなか簡単ではないことがよく分かります。

ちなみに聴診器の汚染はベル型で21％、ダイアフラムで53％とダイアフラム（膜型）の方が有意に汚染が見られていました（P<0.0001）。

消毒の効果

ここまでで消毒のタイミングや医療従事者の消毒の認識・実践などが示されましたが、実際の消毒による効果はどの程度あるのでしょうか？

※詳細は巻末の用語一覧を参照

聴診器のエタノール消毒による効果を検証した研究[13]があります。

この研究は前方視的二重盲検試験で3次医療機関で実施されました。

具体的には100台の聴診器をサンプリング・ランダム化し、以下の4種類のパターンで培養しています。

- 消毒前群（グループA）
- 消毒直後群（グループB）
- 消毒せず5日経過群（グループC）
- 1回/日消毒を5日実施群（グループD）

この結果、聴診器は小児科病棟から25、小児ICUから15、内科病棟から40、産婦人科病棟から20個収集され、汚染率は以下のように消毒を実施したグループBとグループDで有意な減少が示されました。

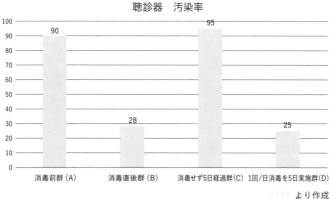

聴診器　汚染率

[13]より作成

前述の研究[12]でもアルコール消毒の効果が検証されており、それによると消毒前の汚染率が56％だったのに対し、消毒後は汚染率が5％だったと報告されています。

消毒による効果ははっきりと示されているようです。

キーボードの記事[14]では「手指衛生が徹底されていればキーボード汚染が少ない可能性がある」[15]という研究がありましたが、聴診器の場合はどう

なのでしょうか？

　医療従事者の聴診器使用による細菌伝播の可能性と患者安全・院内感染管理
に対する影響を評価することを目的に実施された研究 [16] があります。
　この研究では、医療従事者に対する質問票での調査と聴診器のダイアフラム
の表面をスワブし細菌学的な解析を実施しました。
　主な結果は以下の通りです。

- 107の聴診器を調査し、84（79％）の聴診器は細菌で汚染されていた
- 医師の聴診器のうち59（81％）、看護師の聴診器のうち25（74％）が汚染さ
  れていた
- 主に、黄色ブドウ球菌（54％）、緑膿菌（19％）、大腸菌（13％）等で汚染さ
  れていた

　そしてここからが興味深いのですが、患者接触後手を洗っている医療従事者
の聴診器（9％）は、手洗いをしていない医療従事者の聴診器（86％）と比べて
汚染が有意に少ない（P＜0.05）ことが分かりました。
　やはりキーボードと同様に適切な手指消毒は聴診器汚染低減にも有効である
可能性があるようです。
　ごくごく基本的なテクニックである手指消毒ですが、その有用性は多岐にわ
たるのでやはりここに対する教育はインパクトが大きいのだと感じます。
　ちなみに、聴診器の汚染度合いは水のみで清掃していた場合、アルコールを
使用していた場合よりも有意に高かった（P＜0.05）ことも示されました。
　水のみで清掃するという発想自体無かったのですがこのやり方が一般的だっ
た時代・地域もあるのでしょうか？

　さらに余談的な内容になりますが、キーボードでも取り組まれていたように、
聴診器でも抗菌カバーが開発されています。
　しかし、抗菌カバーの有効性を検証した研究 [17] では、抗菌カバー付き聴
診器のダイアフラムの方がカバーなし聴診器のダイアフラムより有意にコロ
ニー数が多いことが示され、また職種・聴診器の清掃頻度を調整しても高い関

連が示されていました。

　この理由としては、カバーを付けることで表面積が増えることが挙げられていました。ただ、大規模な研究ではないですしこの結果をそのまま一般化するのは難しいように思います。

　しかし、抗菌カバーをつけることで「じゃあ消毒しなくて良いか」と考えるスタッフも少なからずいると考えられる上に、消毒の効果が示されていて、抗菌カバーの有効性が乏しい以上、まずは抗菌カバーの導入を検討するよりも基本的な消毒の徹底ができるようにした方が良いと感じます。

　聴診器は医療の現場で広く用いられている反面、かなり汚染していること、そして適切な消毒が十分に行えていないこと等が多くの研究で明らかになっていました。

　個人専用化するのも一つの方法ではありますが、まずは聴診器や駆血帯、キーボード等病院で使用する機器一般は院内感染の原因になり得ることをよく理解してもらい、具体的にどのような対策を取るべきなのかをはっきり示すことが重要だと思います。

　感染対策に限ったことではないですが、働き初めのうちにどれだけ徹底できるか、「常識」として組み込めるかがその後の医療従事者としての人生でどれだけ実践できるかに大きく影響するように感じます。

　可塑性の高いときの介入が肝要でしょう。

2
感染管理のエビデンス

06
聴診器

Summary

- 聴診器はMRSA等の様々な病原体で汚染されている
- 聴診器はしばしば適切に消毒されていない
- 手指衛生が遵守されている医療従事者のの聴診器は汚染が少ない

【参考文献】

[1]　Bukharie HA, et al. Bacterial contamination of stethoscopes. J Family Community

Med. 2004;11(1):31-3. [PMID：23012043]

[2] Sakihama T, et al. Hand Hygiene Adherence Among Health Care Workers at Japanese Hospitals: A Multicenter Observational Study in Japan. J Patient Saf. 2016;12(1):11-7. [PMID：24717527]

[3] Alothman A, et al. Should we Recommend Stethoscope Disinfection Before Daily Usage as an Infection Control Rule? The Open Infectious Diseases Journal, 2009, 3: 80-2.

[4] Zuliani Maluf ME, et al. Stethoscope: a friend or an enemy?. Sao Paulo Med J. 2002;120(1):13-5. [PMID：11836547]

[5] Sood P, et al. Potential infection hazards of stethoscopes. J Indian Med Assoc. 2000;98(7):368-70. [PMID：11143855]

[6] Williams C, et al. Methicillin-resistant Staphylococcus aureus fomite survival. Clin Lab Sci. 2009;22(1):34-8. [PMID：19354027]

[7] Shiferaw T, et al. Bacterial contamination, bacterial profile and antimicrobial susceptibility pattern of isolates from stethoscopes at Jimma University Specialized Hospital. Ann Clin Microbiol Antimicrob. 2013;12:39. [PMID：24330702]

[8] これってどうなの?～感染管理の脇道～　第1回「駆血帯」 https://cmj.publishers.fm/article/21101/（2020年4月18日にアクセス）

[9] 医療器具における再生処理のポイント. Y's Letter 2007.04.02 Vol.2 No.23-3

[10] Guideline for Disinfection and Sterilization in Healthcare Facilities (2008) https://www.cdc.gov/infectioncontrol/guidelines/disinfection/index.html（2020年4月18日にアクセス）

[11] Boulée D, et al. Contemporary stethoscope cleaning practices: What we haven't learned in 150 years. Am J Infect Control. 2019;47(3):238-42. [PMID：30396696]

[12] Datta P, et al. Stethoscope, "the friendly foe" - A study to evaluate bacterial contamination of stethoscopes and disinfection practices. J Infect Dev Ctries. 2018;12(10):887-93. [PMID：32004158]

[13] Parmar RC, et al. A prospective, randomised, double-blind study of comparative efficacy of immediate versus daily cleaning of stethoscope using 66% ethyl alcohol. Indian J Med Sci. 2004;58(10):423-30. [PMID：15523163]

[14] これってどうなの?～感染管理の脇道～　第4回「キーボード」 https://cmj.publishers.fm/article/21543/（2020年4月18日にアクセス）

[15] Devine J, et al. Is methicillin-resistant Staphylococcus aureus (MRSA) contamination of ward-based computer terminals a surrogate marker for nosocomial MRSA transmission and handwashing compliance?. J Hosp Infect. 2001;48(1):72-5. [PMID：11358473]

[16] Uneke CJ, et al, Onu CM. Bacterial contamination of stethoscopes used by health workers: public health implications. J Infect Dev Ctries. 2010;4(7):436-41. [PMID：20818091]

[17] Wood MW, et al. Bacterial contamination of stethoscopes with antimicrobial diaphragm covers. Am J Infect Control. 2007;35(4):263-6. [PMID：17482998]

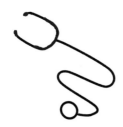

07 | 白衣

　今回は医療従事者、特に医師や看護師の象徴的なアイテムである「白衣」に焦点を当ててみましょう。

　白衣の歴史を振り返ってみると、なんと元々は「白」ではなく、厳粛さ、フォーマルさを表すとされていた「黒」の衣服を医師は着ていたとされています [1]。

　また当時の医学は出来ることも決して多くなく、医師が関わるのは患者の最期の時が多かったことも、黒の衣服が着用されていた要因かもしれないと考えられているようです。

　しかし、実験する際に細菌などの汚染をへらす必要があるという考えが一般的になってきたこと、また医師も科学者であるという考えが広まってきたことなどもあり、徐々に、清潔さを感じさせる白色の白衣を着用することが定着していったとされています。

　そんな白衣について、何故たくさんの研究が行われているのかと言うと、白衣の汚染が生じることにより最終的に患者への感染に繋がる危険性があると考えられていることが大きな理由です。

　本稿では、医療従事者の白衣に関する現在の指針や白衣汚染の現状、その対策などについてエビデンスをまとめていきたいと思います。

白衣の汚染

　まず、「実際のところ白衣はどれくらい汚染されているのか？」ということについて明らかにしていきましょう。

医療従事者の白衣におけるMRSAを含む黄色ブドウ球菌とVRE（バンコマイシン耐性腸球菌）の有病率、および汚染に関連する危険因子を評価することを目的とした研究があります [2]。

　アメリカのメリーランド大学病院の内科・外科症例検討会の参加者を対象に調査を行い、メチシリン感受性黄色ブドウ球菌（MSSA）、メチシリン耐性黄色ブドウ球菌（MRSA）、VREなどの病原体による白衣の汚染の有病率を検証しました。

　また、参加者にアンケート調査も実施しており、白衣の洗濯に関する情報としては白衣を洗濯してから着用した期間、洗濯した場所（自宅、共同洗濯、病院の洗濯、その他）などの情報が収集されました。

　サンプルは、各参加者の襟、ポケット、袖口の白衣を湿らせた培養綿棒で採取して培養しています。

　調査の結果、研究開始時に白衣を着用していた149名の参加者のうち、全体では22.8％（95％CI：16.1-29.6）がMSSAに汚染され、4％（95％CI：0.8-7.1）がMRSAに汚染されていることが示されました（VREで汚染された白衣は今回の研究では無し）。また、研修医で特にMSSAによる白衣汚染（30％：19/64人）、MRSAによる白衣汚染（13％：4/31人）が多く見られる傾向にありました。

　そして、白衣の洗濯については、全参加者の17％が28日以上白衣を洗濯しておらず、64％が1週間以上洗濯していませんでした。

　加えて、黄色ブドウ球菌に汚染された白衣を着ていた34人の参加者のうち20人（59％）は個人の洗濯施設を利用しており、10人（29％）は病院で洗濯していました。ちなみに、MRSAに汚染された白衣を着ていた6人の参加者のうち4人（67％）も病院のランドリー施設を利用していました。

　この研究からは、医療従事者の白衣の多くがMRSAを含む黄色ブドウ球菌に汚染されている可能性が示唆されています。

　また、この他にもナイジェリアの大学病院でも同様の調査 [3] が行われており、103名の医師（男性：74名[71.8％]，女性：29名[28.2％]）を対象にしたその調査では、白衣の77.7％が汚染していて、内訳は黄色ブドウ球菌（45.1％）、表皮ブドウ球菌（26.2％）、肺炎球菌（22.6％）、緑膿菌（3.7％）、

腸球菌（2.4％）で汚染されていることが示されました。

　男性研修医の白衣は女性研修医よりも汚染度が高く、外科系の医師の白衣は他科よりも汚染度が高い傾向にあることも分かりました。

　ただ、意外なことに洗濯頻度と白衣汚染には有意な関連性は見られませんでした（P>0.05）。

　次に、コロンビアの三次医療機関で行われた研究[16]では、電子カルテのキーボード、カーテン、携帯電話、白衣、ネクタイを調査しており、その内の98.7％で病原体の汚染が見られていたことを報告しています。

　そして、医療従事者が携帯する衣類や機器の病原性細菌汚染の有病率を評価した研究を系統的に検索（MEDLINE、Cumulative Index to Nursing and Allied Health Literature、Cochraneデータベースを検索）したシステマティックレビュー[5]では、白衣・ネクタイの汚染率は以下のようになっていることが明らかになりました。

白衣

- MRSA汚染率：0～16％
- GNR（グラム陰性桿菌）汚染率：0～42％
- S.aureus（黄色ブドウ球菌）汚染率：5～32％

ネクタイ

- MRSA汚染率：3～32％
- GNR汚染率：11～23％
- S.aureus汚染率：8～52％

　セッティングにより幅はあるものの、衣服が汚染されているのは疑いようのない事実でしょう。

　また、手の汚染と白衣の汚染に相関があるという研究[16]もあります。

この研究では1,500床の大学病院の5つの集中治療室（外傷・外科・内科・小児・新生児※ICUだけでなんと合計200床弱！！！）に勤務する医療従事者119人の手およびユニフォーム（白衣またはスクラブ）からサンプルを収集しています。

　その結果、103人の手（86％）から病原体が検出され、また、培養した97のスクラブの28.8％、および培養した22の白衣の45.4％から病原体が検出されていました。

　そして、手に病原体が存在することは、スクラブに病原体が存在することとは関連していなかったものの、白衣に病原体が存在する可能性が高いこととは関連していることが示されました（P＜0.001）。

　この白衣とスクラブでの違いは洗濯頻度の差によるものかもしれませんが、この研究では洗濯頻度などの情報について収集していないので詳細は分かりません。

　また、手からユニフォームへの汚染、ユニフォームから手への汚染のどちらも起こっている可能性がありますが、それらの細菌が遺伝的に同質かどうかを調査しているわけではなく、また、そこから院内感染に繋がったことを示す根拠もないのであくまで示唆的なデータであることを理解する必要はあると言えます。

　ここまでのことから分かる大まかな傾向としては、女性より男性の方が、手指衛生が遵守出来ている人よりも出来ていない人の方が白衣は汚染されていることが多い、という感じでしょうか。人によっては洗濯頻度が少なかったりもするので、洗濯頻度による差も大きいのかもしれません。

　ただ、前述の研究では洗濯頻度と白衣汚染に有意な関連性は見られませんでした。

　しかし、別の研究［7］では洗濯頻度で唯一の統計的な関連性を認めていたとするものもあります。この研究は、550床の大学付属病院で内科・外科の医師と看護師135名を対象に行われ、病院スタッフのユニフォームの最大60％が病原性を持つ可能性のある細菌でコロニー化されていることが報告されました。

そして、耐性菌汚染率は2日ごとに衣替えした場合の方が、毎日衣替えした場合に比べて高率であることが示されています（29％ vs 8％；P<0.05）。

　ちなみに、この調査が行われた病院では職員の約60％がランドリーサービスを利用している一方で、残りの職員は病院外のランドリーを利用していました。

　おそらく日本では病院が契約している業者のサービスを利用して洗濯しているスタッフがほとんどだと思うのですが、この報告も含めて海外の報告を読んでいると家で洗濯していたり、自分で業者に依頼したりしている人も少なからずいるようです。

　このことを踏まえると、自宅で洗濯している人は洗浄が不十分になってしまい、結果として特に汚染しやすいのではないか、という推論が立ちます。

　ただ、この推論は感覚的には十分に妥当性があるように感じるのですが、「工業用と家庭用の洗濯工程の間で制服/衣類の洗浄の効果に差があること、または家庭での制服の洗濯では十分な洗浄が行われていないということを示す確固たる証拠はない」という報告[8]があるようで、まだはっきりとは分からないというのが実情のようです。

白衣は着るべき？

　さて、そもそも論ですが、本当に医師は白衣を着るべきなのでしょうか？

　医師が白衣を着るべきかどうかについて、医師と患者の見解を調査した研究[9]があります。具体的には患者400人、医師86人を対象としたアンケート調査を実施して検証しました。

　その結果、医師（24％）に比べて有意に多くの患者（56％）が医師は白衣を着るべきだと感じていました（P<0.001）。

　患者が挙げた最も一般的な理由は、識別が容易であるため（54％）でした。

　また、患者が白衣を好むかどうかは、年齢（70歳以上：P<0.001）と自分の実際の主治医が白衣を着ていた患者（P<0.001）で有意な関連性が見られました。

感染という側面に注目すると、白衣が感染を広げると考えている患者は1％未満であり、医師の70％が感染の危険性があると考えていることが分かりました。

　医師の服装に関する患者の認識について調査したシステマティックレビュー[10]でも同様の結果が示されています。

　医師の白衣により、患者は医師への信頼感、プロフェッショナリズムを感じる。要はキッチリとした服装だと信頼できるという、シンプルな論理なのかもしれません。

　ただ、この研究でも記述されているように、若い患者ではスクラブの方が好ましいと感じていることもあり、患者の年齢によって医師の服装への認識は大きく異なる可能性は大いに考えられます。

　ところで、現状の医師の服装に関して、大まかな指針としてはどうなっているのでしょうか。

　イギリスのNHS（国民保健サービス）の発表しているガイダンス[11]では「半袖のトップスを着用し、患者のケア活動中は白衣を着用しない」ことをGood practice（良い実践）として推奨しており、その理由としては「手首の袖口は重度の汚染となり、患者と接触する可能性が高い」ということが挙げられています。

　確かに、長袖だと袖口の部分が汚染されやすいというのは直感的にも理解しやすいですね。

　　洗濯は汚染を減らす？

　実際に本当にそうなのかを検証したランダム化比較試験[12]によると、やはり長袖は半袖よりも汚染率が有意に高かったことが示されました。こういった報告があることからも、少なくとも積極的に長袖を着る理由は乏しいように感じます。ただ、こんな研究もあります。

この研究[13]では内科診療に従事する100名の研修医と医師を対象に、参加者は自分の白衣または洗濯したばかりの半袖のユニフォームのいずれかにランダム割り付けが行われ、勤務後8時間経過時点での細菌およびMRSA汚染の程度を比較しました。

　その結果、医師の白衣の細菌またはMRSAの汚染は、洗濯したばかりの半袖のユニフォームと比較しても、統計的に有意な差は見られませんでした。

　そして、この研究では白衣の洗濯頻度は

- 毎週：30％
- 2週間に1回：42％
- 4週間に1回：16％
- 8週間に1回：10％
- 滅多にしない：2％

と、人によってバラツキが大きくありましたが、総コロニー数、部位別コロニー数、MRSAに汚染された割合に関しては、洗濯の頻度による有意差は認められませんでした。

　また、培養の結果、洗濯したばかりのユニフォームは着用前にはほぼ無菌状態でしたが、3時間の着用により、8時間後には50 CFU程度の細菌が存在していることも分かりました。

　このことから、細菌汚染は新しく洗濯した半袖のユニフォームを着用してから数時間以内に発生しており、着用8時間後には白衣と比較してユニフォームの汚染度に差は見られない可能性があることが示唆されています。

　この研究では、手指衛生の遵守率が不明なのでそれが結果に影響を与えている可能性はあります。

　しかし、汚染するたびに更衣しないといけないとするのなら数時間ごとに更衣する必要がありますが、当然それは現実的ではありませんし、仮に汚染の度に更衣したとして、それでアウトカムが改善するのかというとそれも分かりませんし、そもそも白衣から患者への感染が生じるというはっきりとした根拠が

乏しいのが現状なので、この結果から何か強く推奨することは困難でしょう。

　ただ、「長袖の白衣でも、半袖のユニフォームでもある程度の時間経過により汚染されてしまう」ということは多くの示唆に富む結果だと思います。

スクラブならどうか？

　また、もう少しミクロな検討をした以下のような研究もあります。

　この研究 [14] は、スクラブの細菌汚染と患者ケアとの関連性に注目して、アメリカのメリーランド大学医療センターのICU・IMCU（Intermediate Care Unit：ICUと一般病棟の間に位置しているユニット）の看護師・看護助手を対象に調査を行っています。

　具体的には、シフト中に細菌汚染が発生する時間を十分に確保できるように、12時間のシフトの最後の4時間の間に研究スタッフがサンプリングを実施しました（参加者はサンプリングがいつ行われるか知らされていませんでした）。

　この研究では参加者は通常通りに自宅でスクラブを洗濯するように指示されているようなので、この病院では自宅で洗濯するスタッフが多いのかもしれません。

　8ヶ月間の研究期間中、合計90名（看護師79名、患者助手11名）から720の検体が収集されました。

　その結果、黄色ブドウ球菌は116検体（16％）から、エンテロコッカス属は21検体（3％）から、グラム陰性菌は113検体（16％）から、多剤耐性菌（MRSA、VRE、多剤耐性グラム陰性菌）は44検体（6％）から回収されています。

　詳細を見てみると看護師・看護助手が入浴または創傷のある患者のケアを行った場合（P < 0.01）、下痢のある患者と接触した場合（P = 0.02）、気管切開患者と接触した場合（P = 0.04）、人工呼吸器患者と接触した場合（P = 0.05）はグラム陰性菌が同定される可能性が高いことが示されました。

　ただ、スクラブの汚染全体に関して言えば、接触した患者数、接触した患者の特性（呼吸器装着の有無、気管切開の有無、下痢の有無など）などのほとんどの要因と有意な関連性は見られませんでした。

　また、この研究は単一施設の結果なので他の施設への一般化可能性は制限さ

れると考えられます。

　ケア内容によって少しの差はあるのかもしれませんが、いずれにせよ結局は汚染されるのではないでしょうか。

　完全に業務ごとに区切って分担すれば汚染の程度に大きな差が生じるかもしれませんが、それにどこまでの意義があるのかと言うとはっきりしませんし、多くの施設にとってそういったやり方は現実的ではないと思います。

　例えばCOVID-19の受け入れをしている施設でも、その日COVID-19患者を担当しながら他の患者も担当するという状況は多々ある訳ですし。

　ちなみに、現在COVID-19の対策として、多くの施設でユニバーサルマスキング（スタッフ全員がマスクを着用すること）[15]　が導入されていますし、その有効性も報告されてきていますが、白衣の汚染を減少させるという意味でユニバーサルガウンというやり方を検証した研究[16]　もあり、結果としては汚染は減少するという結果が得られています。

　そして、キーボード・聴診器などでも検証されていた抗菌製剤を含有させたらどうなるかというおなじみの研究もいくつか行われています。

　1つ目の研究[17]　は、大学付属の公的セーフティネット病院［※］の内科病棟に勤務する病院勤務の医師、PA（physician assistants）、NP、看護師（合計118人が対象となり、そこから拒否などで9人が除外）を対象として、

　標準的なスクラブグループ（n＝37）
▶ポリエステルと綿の混紡素材で、抗菌性のないもの
　抗菌スクラブAグループ（n＝37）
▶ポリエステルマイクロファイバー素材に独自の抗菌剤を埋め込んだもの
　抗菌スクラブBグループ（n＝35）

※セーフティネット病院とは、法的義務または使命により、保険の状態（米国では国民皆保険制度はない）や支払い能力に関係なく、個人に医療を提供する米国の医療センターの一種（Safety net hospital - Wikipedia）

▶ポリエステルと綿の混紡素材に2種類の独自の抗菌化学物質と銀を埋め込んだもの

にランダム化割付し、細菌汚染の程度を比較した非盲検ランダム化比較試験です。

　この研究では、 8時間の勤務後に参加者のスクラブと手首からサンプルを採取して培養しています。

　調査の結果、総コロニー数の中央値は、標準的なスクラブで99、抗菌性スクラブタイプAで137、抗菌性スクラブタイプBで138であり、統計学的な有意差は認めませんでした（P>0.36）。

　また、参加者の手首からの総コロニー数は、標準的なスクラブを着用した場合は16、抗菌スクラブタイプAおよびBを着用した場合はそれぞれ23および15であり、これに関しても統計学的な有意差は認めませんでした（P>0.92）。

　この研究で、6人の参加者（5.7％）が有害事象を報告していましたが、その全員が抗菌スクラブを着用しており（P=0.18）、具体的な有害事象としては「かゆみ」「赤み」「重さや通気性の悪さ」などが挙げられていました。

　著者らは、
- 内科病棟でしかデータ収集していないのでどこまで一般化出来るのか分からないこと
- 手洗いの頻度などのデータ収集をしていないので各グループでその辺りに差があると結果に大きな影響を与え得ること
- また、抗菌スクラブは外観が標準的なスクラブと異なっていたため盲検化が不可能であり、そのため抗菌スクラブを着用したスタッフは手洗いなどをしなくなった可能性もあること

などをこの研究の限界として挙げています。

　また別の研究 [18] では、抗菌製剤が含まれているスクラブが医療従事者の衣服の汚染を減らすことに寄与するのかどうかを調査するために936床の3次

医療機関である大学病院の2つのICUの看護師を対象に、クロスオーバーデザインの盲検3群無作為化比較試験を実施して検証しています。

- 対照群（n=40）：標準的な綿ーポリエステル製のサージカルスクラブを着用
- 抗菌スクラブ①グループ（n=40）：繊維に銀合金を埋め込んだサージカルスクラブを着用
- 抗菌スクラブ②グループ（n=40）：第四級アンモニウム等を含んだサージカルスクラブを着用

　具体的には、参加者から同意を得た後、研究コーディネーターが看護師に3種類のスクラブを提供し、看護師にはそれぞれのスクラブの判別ができないように盲検化されていました（ブランドやラベルはスクラブから取り除かれ、色も統一）。プライマリアウトカムはスクラブの総コロニー数（CFU）の変化量です。

　調査の結果、プライマリアウトカムであるスクラブの汚染の増加は、3つのグループ間で変化は見られませんでした。

　看護師個々人による感染対策遵守の差異がある場合、それが結果に大きな影響を与える可能性がありますが、この研究ではクロスオーバーデザインにすることによりその偏りを軽減させることが出来ていると考えられます。

　これまでのキーボードの記事や聴診器の記事でも検証されていましたが、やはりなかなか抗菌製剤を含ませるというやり方ではアウトカムの改善まではもたらさないのではないでしょうか。

　単施設での報告［19］では、抗菌スクラブの有効性を報告しているものもあるにはあるのですが、この研究でも「抗菌スクラブと標準スクラブでVRE、グラム陰性桿菌に関しては有意な差は見られなかったがMRSAに関しては有意な差が見られた」という限定的なものでした。

　今回、本書を執筆するにあたって論文をサーベイしましたが、遺伝的な手法を用いた研究は見当たりませんでしたし、本当に白衣の汚染が患者への感染に繋がるのかということに関してはさらなる検証が必要でしょう。

　実際に、PubMedで、フィルターとして論文の要約が入手可能なものに限定し

て、「感染症」のMesh termと「白衣」でAND検索してみたところ、2020年8月28日時点で23報の論文がヒットし、それら全てをチェックしましたが、白衣の汚染から実際の感染症の発生や死亡の発生等の真のアウトカムを報告した研究はありませんでした。

示唆的な研究はかなり蓄積されてきているように感じるので、真のアウトカムを検証した研究が望まれます。

実際に示すことが困難な領域もありますし、細かな検証も重要ではありますが、理論的な根拠で「おそらくこうだろう」という考えに基づいて色々な対策を講じるのではなく、基本的にはやはり「本当にそうなのか？」という核の部分をしっかり検証して、その対策が本当に妥当であるかを吟味して実践していく必要があるでしょう。

Summary

- 白衣はMRSA等の様々な病原体で汚染されている
- 女性より男性の方が、手指衛生を遵守出来ている人より出来ていない人の方が白衣は汚染されている傾向にある
- 抗菌性スクラブの有効性は限定的

【参考文献】

[1] Hochberg MS. The Doctor's White Coat—an Historical Perspective. Virtual Mentor. 2007;9(4):310-4. [PMID : 23217976]

[2] Treakle AM, et al. Bacterial contamination of health care workers' white coats. Am J Infect Control. 2009;37(2):101-5. [PMID:18834751]

[3] Akanbi II AA, et al. Bacterial contamination of medical doctors' white coats as contributing factor to hospital acquired infections. Int J Bio Chem Sci 2017; 11: 185-94.

[4] Cataño Jc et al. Bacterial contamination of clothes and environmental items in a third-level hospital in Colombia. Interdiscip Perspect Infect Dis. 2012;2012:507640. [PMID : 22536231]

[5] Haun M, et al. Healthcare personnel attire and devices as fomites: a systematic review. Infect Control Hosp Epidemiol. 2016;37(11):1367-73. [PMID : 27609491]

[6] Munoz-Price LS, et al. Associations between bacterial contamination of health care workers' hands and contamination of white coats and scrubs. Am J Infect Control.

2012;40(9):e245-e8. [PMID：22998784]

[7]　Wiener-Well Y, et al. Nursing and physician attire as possible source of nosocomial infections. Am J Infect Control. 2011;39(7):555-9. [PMID：21864762]

[8]　Wilson JA, et al. Uniform: an evidence review of the microbiological significance of uniforms and uniform policy in the prevention and control of healthcare-associated infections. Report to the Department of Health (England). J Hosp Infect. 2007;66(4):301-7. [PMID：17602793]

[9]　Douse J et al. Should doctors wear white coats? Postgrad Med J. 2004;80(943): 284-6. [PMID：15138319]

[10]　Petrilli CM, et al. Understanding the role of physician attire on patient perceptions: a systematic review of the literature--targeting attire to improve likelihood of rapport (TAILOR) investigators. BMJ Open. 2015;5(1):e006578. [PMID：25600254]

[11]　Uniforms and workwear: guidance for NHS employers. - Good practice for uniforms and workwear. p7 (2020年9月1日にアクセス) https://www.england.nhs.uk/wp-content/uploads/2020/04/Uniforms-and-Workwear-Guidance-2-April-2020.pdf

[12]　John AR, et al. A randomized trial to determine whether wearing short-sleeved white coats reduces the risk for pathogen transmission. Infect Control Hosp Epidemiol. 2018;39(2):233-4. [PMID：29282158]

[13]　Burden M, et al. Newly cleaned physician uniforms and infrequently washed white coats have similar rates of bacterial contamination after an 8-hour workday: a randomized controlled trial. J Hosp Med. 2011;6(4):177-82. [PMID：21312328]

[14]　Thom TA, et al. Frequent contamination of nursing scrubs is associated with specific care activities. Am J Infect Control. 2018;46(5):503-6. [PMID：29336847]

[15]　Klompas M, et al. Universal Masking in Hospitals in the Covid-19 Era. N Engl J Med. 2020 May 21;382(21):e63.[PMID: 32237672]

[16]　Wang X, et al. Association between universal masking in a health care system and SARS-CoV-2 positivity among health care workers. JAMA. 2020;324(7):703-4. [PMID：32663246]

[17]　BurdenM et al. Bacterial contamination of healthcare workers' uniforms: a randomized controlled trial of antimicrobial scrubs. J Hosp Med. 2013;8(7):380-5. [PMID：23757125]

[18]　Anderson DJ, et al. The antimicrobial scrub contamination and transmission (ASCOT) trial: a three-arm, blinded, randomized controlled trial with crossover design to determine the efficacy of antimicrobial-impregnated scrubs in preventing healthcare provider contamination. Infect Control Hosp Epidemiol. 2017;38(10):1147-54. [PMID: 28847326]

[19]　Bearman GML, et al. A crossover trial of antimicrobial scrubs to reduce methicillin-resistant Staphylococcus aureus burden on healthcare worker apparel. Infect Control Hosp Epidemiol. 2012;33(3):268-75. [PMID：22314064]

2

感染管理のエビデンス

07

白衣

08 | 手指衛生の基本と最新のエビデンス

　看護職は業務の特性上どうしても他職種と比べて手指消毒を行う頻度が多いので、本当に毎日毎日手指消毒を行っていると思います。

　適切な手指衛生は感染症を予防することが期待されるので、昔から医療の現場では注目されていますよね。

　医療関連感染症による影響は非常に大きく、毎年アメリカでは約200万人もの人が医療関連感染症（HAI）に罹患し、約9万人が死亡すると推定されていて、HAIによるコストは280〜450億ドルと言われています [1]。

　そのため病院に限らず、施設やクリニックでも様々な感染対策が行われています。しかし、日本の大学病院・市中病院における手指衛生の遵守率について3,545人を対象に調査した調査によると、適切な手指衛生が実践できていたのはわずか19%（医師：15%、護師：23%）であったと報告されています [2]。

　実感としても手指衛生に対する意識や知識、実践は人によってかなり差があるように思います。

　患者との直接的な接触回数の多い看護師は手指衛生について研修などで学ぶ機会も比較的あるように感じますが（出来ているかどうかは別問題ですが）、その他の職種は看護師と比して患者さんと接触する機会も少なく、意識付けも不十分であることが多いように思います。

　手指消毒は付加的なものではなく、必要度でいえば手指消毒そのものが医療行為の一つだと言えそうです。

　本稿では手指消毒の基本についてCDC（米国疾病予防管理センター）やWHO（世界保健機構）のガイドラインやその他の関連するエビデンスをまとめ、それ

に加えてここ最近のエビデンスについても紹介したいと思います。

　前述のように手指衛生についてはCDCやWHOが主要なガイドラインを発表しています。微妙に推奨が異なる部分もありますが、基本的には似たような内容ですので分かりやすい方をまとめていきたいと思います。
　手指衛生のタイミングについては、WHOが「手指衛生の5つのタイミング」を推奨しています[31]。

①患者に接する前
②無菌的処置・清潔操作を行う前
③体液曝露の可能性があった後
④患者に接した後
⑤患者の周辺環境に接した後

　綺麗にまとめられていて分かりやすいですが、ただいきなり5つのタイミングを羅列してもなかなか覚えられない人が多いように思います。ちなみにカナダでは「4患者に接した後」と「5患者周辺の環境に接した後」を合わせた4つのタイミングが広く用いられているようです。

①患者に触る前
②患者＋周辺環境に触った後
③体液暴露の後
④無菌操作の前

　こちらのほうが覚えやすければこれを覚えれば良いかもしれません。

単純に流水＋石鹸による手洗いとアルコールによる手指消毒を比較すると、

消毒効果が高いのはアルコールによる手指消毒です。

　ある研究［4］では、石鹸を用いる標準的な手洗いによる菌量の減少は平均49.6％、それに対してアルコールによる手指消毒では菌量が平均88.2％減少したと報告されています。他の研究［5］でも同様の結果が得られています。

　流水と石鹸で手を洗った方が綺麗になった感じは強いでしょうが、実際の消毒効果はアルコール手指消毒の方が高いようです。

　また、流水＋石鹸による手洗いの場合、手洗い後しっかり水を拭き取れていないと細菌を運びやすくなるという点でも問題が生じます［6］。

　その他にも問題があります。

　それは、流水＋石鹸を用いる手洗いを有効とする研究の多くが30～60秒間かけた手洗いの評価であるにも関わらず、実際の医療従事者の手洗いの時間は15秒以下であるという報告が数多くあることです［7］～［9］。

　つまり、研究では有効性を示すことが出来ていたとしても、研究と現実で乖離があるため、リアルワールドを反映しているとは言えないのです。

　では、逆にどのタイミングで石鹸＋流水による手洗いをするべきなのかというと
　● 目に見えるような汚れがある場合
　● 芽胞形成菌（e.g.クロストリジウム・ディフィシル）などアルコールに抵抗性を示す微生物に接触した可能性がある場合
　このような時に石鹸＋流水による手洗いで汚れを除去するべきとWHOは勧告しています［10］。

手指消毒のやり方

　さて、実際の手指消毒のやり方ですが、WHOは6段階、CDCは3段階のやり方を推奨しています。

WHO（6段階）［11］
①手のひら

②手の甲

③指の間

④指の背中

⑤親指

⑥指先

CDC（3段階）

①手のひら

②手指全体

③乾燥するまで手を擦り合わせる

　まぁどちらのやり方でも良いと思います。というのは、どちらのやり方でも消毒効果は変わらないという研究があるからです。

　しかし、現状十分な手指消毒ができている人はただでさえ少ないので、個人的にはCDCのやり方よりも手順をひとつひとつ意識しやすいWHOのやり方で手指消毒する方が良いと思います。

適切な手指消毒剤の量は？

　これは本当によくある問題なのですが「手指消毒ちゃんとやってます！」って人でもわずかな手指消毒剤を軽く手に馴染ませて終わりという人が多いです。適切な量の手指消毒剤を使わないと十分な消毒効果が得られないことは明らかですのでこの辺りも伝えていく必要があるでしょう。

　肝心の量ですが、基本的には3mlと言われています。製品によっては1プッシュで3ml出るものもあるので自施設で使用している製品を確認してみると良いと思います.

　手指消毒剤を1ml使用した場合と3ml使用した場合の細菌減少数を比較した研究があります。

　それによると、3mlで消毒した方が細菌減少数が大きかったことが明らかになりました。

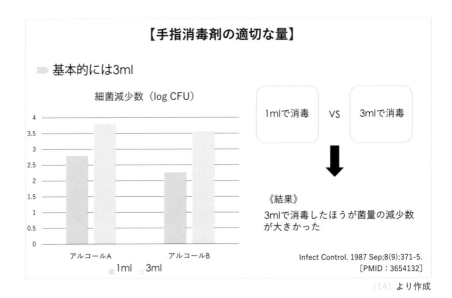

【手指消毒剤の適切な量】

■ 基本的には3ml

細菌減少数（log CFU）

1mlで消毒　VS　3mlで消毒

《結果》
3mlで消毒したほうが菌量の減少数
が大きかった

Infect Control. 1987 Sep;8(9):371-5.
[PMID : 3654132]

[14] より作成

　ただ、繰り返しになりますがやはり製品によるところも大きいでしょうから結局は一つ一つの製品ごとに考える必要があるのかもしれません。

手袋の有効性と不完全性

　さて、今更ですが手袋ってどのくらい感染予防において有効なのでしょうか？

　調べてみると手袋の有効性を調査した研究がありました[15]。その結果、当然ですが手袋にはかなりの予防効果があることが分かりました。

　手袋の有効性に今更誰も疑問を抱かないでしょうし、実際効果的なので使うべきですが、一方で手袋は信頼され過ぎているようにも思います。

　手袋にはいくつかの問題があります。

　一つ目の問題は「ピンホール（小さい穴）」です。

　日本の手袋は JIS（日本工業規格）により品質基準が定められていますが、手術用手袋の場合の合格品質水準は AQL 1.5（G1レベル）、つまり、「10,000枚製

【手袋の有効性】

▸ 当たり前だけど手袋には手の汚染を防ぐ効果がある！

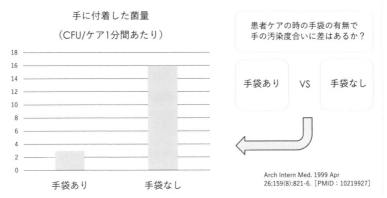

手に付着した菌量
（CFU/ケア1分間あたり）

患者ケアの時の手袋の有無で
手の汚染度合いに差はあるか？

手袋あり　vs　手袋なし

Arch Intern Med. 1999 Apr
26;159(8):821-6. ［PMID：10219927］

［16］より作成

造した中から80枚のサンプルを抜き取りそのうち不良品が3枚以下であれば合格」ということを意味します。

逆に言えば手術用手袋でさえも不良品があるということです。

実際に「未使用の手袋でもピンホールが1〜7％ある」［16］という報告があります。

その他にも「患者ケア時に手袋とガウンを適切に使用しても1.7〜4.2％の医療従事者の手に患者に定着している菌が検出された」という報告［17］もあります（同様の研究は他にも［18］）。

また、ピンホールの他にも「手袋を脱ぐときに手は汚れる」という大きな問題もあります。

実際に「VRE保菌患者を手袋を着けてケアしたスタッフのうち約29％の人は手袋を外した後の手にVREが付着していた」という報告があります［19］。

CDC［20］もWHO［21］も「手袋を脱いだ後は手指消毒するべき」と勧告しているのはこういったことが理由であると思われます。

そのため（特に看護助手さんに多い印象ですが）「手袋を着ければ手指消毒は

しなくていい」「手袋を2枚重ねて着けてるから内側の手袋は清潔」というのは間違いですね。手袋は手指消毒の代わりにはならないということはきちんと理解してもらう必要があると思います。

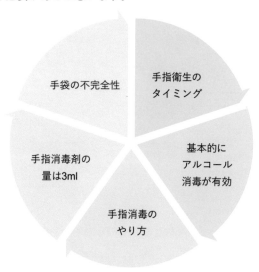

　とりあえずここまでは必ず押さえておく必要があると思いますし、それをエビデンスに基づいて指導してもらえると、指導される側も納得しやすいのではないでしょうか。
　さて、これより後では余談的なことをエビデンスと合わせて紹介したいと思います。

余談①：手指衛生が出来ると何が良い？

　手指衛生が適切に行われると具体的にどんな効果があるとされているのでしょうか？
　手指衛生推進プログラムの有効性を評価した研究によると、ある研究[22]では感染症（MRSA菌血症）の発生が減ったり、また別の研究[23]ではコストが減ったり（MRSAの発生率が減ったことでバンコマイシンの使用量が減り、約17,000ドル（187万円）のコスト削減に繋がった）することが報告されています。やはり患者アウトカムの面でも、医療経済的な面でも有効であるようで

す。

　これもまたあまり意識している人は少ないかもしれません。

　WHOは「アルコール製剤での手指消毒にかける時間は20〜30秒間」[124]としていますが、特に根拠となるエビデンスは明記していません。

　CDCは時間については特に推奨がありません[125]　が、「10〜15秒間の手指消毒で手が乾いた感じがあれば消毒剤の量が不十分だった可能性がある」と記載しています[126]。

　ちなみに最近の研究では「アルコール手指消毒にかける時間は15秒程度でも良いかもしれない」というものもあります[127]。

　個人的には、WHOの6段階の手指消毒のやり方をきっちりすれば自ずとある程度の時間がかかると思いますし、時間はあまり意識しなくて良いのではないかと思います。

　これだけ手指衛生について啓蒙が行われていても稀にしてしまっている人を見かけます。

　スタッフにもそれぞれの理由があるようですが、どのようなエビデンスがあるのでしょうか？

　検証した研究によると、汚染された手袋の上からの手指消毒は菌量を減らしはするようです[128]。しかし、手袋の上からの手指消毒は手袋を破損させることがあるとも報告されています[129]。

　つまり、手袋の上から手指消毒しても
①手には菌が残って
②手袋としてのバリア機能を保つことが出来ない
ということが分かります。

　これらのことからも、やはりすべきではないと言えそうです。

2

感染管理のエビデンス

08
手指衛生の基本と最新のエビデンス

173

これはかなり深刻な問題です。

「手がしみるから…」という理由で、手袋の上からの手指消毒をしてしまっている人もいるようです。ある報告では速乾性手指消毒剤を使用しない理由として最も多いものが「手が荒れてしみる・痛い」だったそうです [30]。

ではどうすればいいのでしょうか？

具体的には、生活習慣の改善と医師による治療が必要になりそうです。

生活習慣の改善としては食器洗い等はパートナーや機械に任せ [31]、温水での手洗いを避ける [32] などの方法がすぐ出来ます。

それでも改善しなければ、医師の診断を受け、必要であれば保湿剤やステロイド外用薬による治療を受けることも重要なポイントになるでしょう。

手指衛生にまつわる最新のエビデンス

色々サーベイしてみましたが、画期的な手法みたいなものは特になさそうでした。ただ、面白い研究もいくつかありましたので紹介したいと思います。

1つ目は、音楽が手指衛生を改善させるのではないかというアイデアから生まれた研究です。この研究で対象としているのは手術時の手洗いについてですが、それによると手洗いの際にBGMを流すと手洗いの時間が非常に短い人の割合が減少したことが報告されています [33]。

音楽による介入で手指衛生が改善するかどうかを初めて検証した研究らしいですが、再現性があるのかと言われると疑問もありますね。

2つ目は、手指衛生に関する目標を設定し、それを達成したらボーナスを貰えるというプログラムの検証をした研究があります [34]。

それによると、インセンティブをつけると手指衛生が改善するという結果が示されました。なんとも現金なやり方ですが、色々な領域でインセンティブをつける研究はpositive resultであることが多いように思います。

ただ実現可能性を考えたらあまり現実的ではないですかね。

まずは十分な教育体制を構築し、システムを整備することが必要であることは揺るがないでしょう。

3つ目はスマートフォンを用いた介入です。

最近はスタッフに業務用のスマートフォンを配っている病院も増えてきました。

そこで、スマートフォンに手指衛生に関するメッセージ（改善していたら「素晴らしい！そのまま頑張って！」、改善していなかったら「もっと注意してください」）を送ることで手指衛生が改善するかどうかを検証しました [35]。

その結果、メッセージを送ると手指衛生は改善したようです。まさに今時という感じですね。

しかし、医師は普通に仕事中にスマートフォンを使っているのに何故か看護師は業務にスマートフォンを使用することが一般的ではありません。どちらかというと「使うべきではない」と考えている人が多そうです。

例えば紙のメモ帳に指導されたことをすべてペンで書き込むくらいならスマートフォンで録音すれば良いようにも思いますし、evernote などに勉強したことをまとめておけば分からない時にスマートフォンですぐ調べたりすることも出来ます。

そういった意味では使わない手はないと個人的には思うのですが、患者・家族によっては「仕事中にスマートフォンを触っている医療従事者」を見ると不信感や不安感を抱く人もいるかもしれないので、スマートフォンではなく比較的受け入れられやすいタブレットを使ったり、スタッフがスマートフォンを業務に使用することを患者・家族に周知するなども必要になるのかもしれません。

最後は、手指衛生にどのような要因が影響しているのかを検証した研究です [36]。

興味深いことにこの研究によると、自分以外の医療従事者が1人か2人同じ部屋にいるとベッドサイドでの手指衛生が改善されることが明らかになりました。やはり、多少なりとも見られていることを意識するのでしょうね。

これを直接現場に活かすのは難しいかもしれませんが、医療従事者の手指衛生に関する行動の理解を深められると思います。

　適切な手指衛生が求められるのは自明ですが、なかなか周知徹底できていないのがどの施設でも抱えている問題だと思います。

　各病院、感染管理チーム（ICT）を作って感染対策に取り組んでいますが、どうも警察のように厳しく取り締まっていることが多いように感じます。

　勿論、優しい言葉をかけるだけでは駄目だとは思うのですが、ICTはスタッフを厳しく糾弾するのではなくエビデンスや知識で適切な方向に導いてあげて欲しいなと思いますし、自分自身はそうしたいと思っています。

　ICTが病棟をラウンドする時にスタッフがビクビクしてしまうような関係では分からないことなんて聞けるはずもありませんし、適切な感染管理が目的なのであれば、出来ていないことを非難するだけではなく相互的にコミュニケーションを図れるような関係を築いて、現場の抱えている問題をすくい上げて改善していきたいですね。

Summary

- 手指消毒は十分に行われていない
- タイミング、消毒剤の量、やり方をきちんと理解することが大事
- 手袋にはいくつかの問題点がある

【参考文献】

[1]　Stone PW. Economic burden of healthcare-associated infections: an American perspective. Expert Rev Pharmacoecon Outcomes Res. 2009 Oct;9(5):417-22. [PMID：19817525]

[2]　Sakihama T, et al. Hand Hygiene Adherence Among Health Care Workers at Japanese Hospitals: A Multicenter Observational Study in Japan. J Patient Saf. 2016 Mar;12(1):11-7. [PMID：24717527]

[3]　WHO guidelines on hand hygiene in health care. 2009 p123

[4]　Zaragoza M, et al. Handwashing with soap or alcoholic solutions? A randomized clinical trial of its effectiveness. Am J Infect Control. 1999 Jun;27(3):258-61. [PMID: 10358229]

[5]   Paulson DS, et al. A close look at alcohol gel as an antimicrobial sanitizing agent. Am J Infect Control. 1999 Aug;27(4):332-8. [PMID：10433672]

[6]   Patrick DR, et al. Residual moisture determines the level of touch-contact-associated bacterial transfer following hand washing. Epidemiol Infect. 1997 Dec;119(3):319-25. [PMID：9440435]

[7]   Daschner FD. How cost-effective is the present use of antiseptics? J Hosp Infect. 1988 Feb;11 Suppl A:227-35. [PMID：2896712]

[8]   Broughall JM, et al. An automatic monitoring system for measuring handwashing frequency in hospital wards. J Hosp Infect. 1984 Dec;5(4):447-53. [PMID：6085102]

[9]   Larson EL,et al. Handwashing practices and resistance and density of bacterial hand flora on two pediatric units in Lima, Peru. Am J Infect Control. 1992 Apr;20(2):65-72. [PMID：1590601]

[10] WHO guidelines on hand hygiene in health care. 2009 p152

[11] WHO guidelines on hand hygiene in health care. 2009 p155

[12] CDC - Hand Hygiene Guidelines. 2002 p32

[13] Reilly JS, et al. A pragmatic randomized controlled trial of 6-step vs 3-step hand hygiene technique in acute hospital care in the United Kingdom. Infect Control Hosp Epidemiol. 2016 Jun;37(6):661-6. [PMID：27050843]

[14] Larson EL, et al. Quantity of soap as a variable in handwashing. Infect Control. 1987 Sep;8(9):371-5. [PMID：3654132]

[15] Pittet D, et al. Bacterial contamination of the hands of hospital staff during routine patient care. Arch Intern Med. 1999 Apr 26;159(8):821-6. [PMID：10219927]

[16] Adams D, et al. A clinical evaluation of glove washing and re-use in dental practice. J Hosp Infect. 1992 Mar;20(3):153-62. [PMID：1348770]

[17] Morgan DJ, et al.Transfer of multidrug-resistant bacteria to healthcare workers' gloves and gowns after patient contact increases with environmental contamination. Crit Care Med. 2012 Apr;40(4):1045-51. [PMID：22202707]

[18] Olsen RJ, et al. Examination gloves as barriers to hand contamination in clinical practice. JAMA. 1993 Jul 21;270(3):350-3. [PMID：8315779]

[19] Tenorio AR, et al. Effectiveness of gloves in the prevention of hand carriage of vancomycin-resistant enterococcus species by health care workers after patient care. Clin Infect Dis. 2001 Mar 1;32(5):826-9. [PMID：11229854]

[20] CDC - Hand Hygiene Guidelines. p32

[21] WHO guidelines on hand hygiene in health care. p152

[22] Johnson PD, et al. Efficacy of an alcohol/chlorhexidine hand hygiene program in a hospital with high rates of nosocomial methicillin-resistant Staphylococcus aureus (MRSA) infection. Med J Aust. 2005 Nov 21;183(10):509-14. [PMID：16296963]

[23] Webster J, et al. Elimination of methicillin-resistant Staphylococcus aureus from a neonatal intensive care unit after hand washing with triclosan. J Paediatr Child Health. 1994 Feb;30(1):59-64. [PMID：8148192]

[24] WHO guidelines on hand hygiene in health care. p155

[25] CDC - Hand Hygiene Guidelines. p32

[26] CDC - Hand Hygiene Guidelines. p13

[27] Pires D, et al. Hand Hygiene With Alcohol-Based Hand Rub: How Long Is Long Enough? Infect Control Hosp Epidemiol. 2017 May;38(5):547-52. [PMID：28264743]

[28] Doebbeling BN, et al. Removal of nosocomial pathogens from the contaminated glove. Implications for glove reuse and handwashing. Ann Intern Med. 1988 Sep

1;109(5):394-8. [PMID：3136685]

[29] Adams D, et al. A clinical evaluation of glove washing and re-use in dental practice. J Hosp Infect. 1992 Mar;20(3):153-62. [PMID：1348770]

[30] 今関孝子, 加藤武司. 手洗い教育における手洗いの有効性やコンプライアンスに関する研究. 医療薬学 30(2) 129-35,2004.

[31] レジデントノート増刊 Vol.17 No.14 皮膚診療ができる! 診断と治療の公式44 外来でも病棟 でも一瞬で答えにたどりつく、虎の巻・龍の巻! p33 (2575)

[32] Mackintosh CA, Hoffman PN. An extended model for transfer of micro-organisms via the hands: differences between organisms and the effect of alcohol disinfection. J Hyg (Lond). 1984 Jun;92(3):345-55. [PMID：6429238]

[33] Gautschi N, et al. Effect of music on surgical hand disinfection: a video-based intervention study. J Hosp Infect. 2017 Apr;95(4):352-4. [PMID：28202191]

[34] Crews JD, et al. Sustained improvement in hand hygiene at a children's hospital. Infect Control Hosp Epidemiol. 2013 Jul;34(7):751-3. [PMID：23739082]

[35] Kerbaj J, et al. Smartphone text message service to foster hand hygiene compliance in health care workers. Am J Infect Control. 2017 Mar 1;45(3):234-9. [PMID：27955945]

[36] Dufour JC, et al. Evaluation of hand hygiene compliance and associated factors with a radio-frequency-identification-based real-time continuous automated monitoring system. J Hosp Infect. 2017 Apr;95(4):344-51. [PMID：28262433]

09 | マスク

マスクの有効性などに関するエビデンスをまとめていきたいと思います。

マスク使用の主な指針

マスクの歴史を見てみると、最初は工場で働く人たちを対象に製造されていたようです。それが感染症の流行をきっかけに「これ予防に使えるんじゃない？」というような話になり、実際に使われだしたという流れのようですね。

さて冒頭でも述べましたように、マスクの有効性、特に他人からうつされないようにする効果については明確な答えが出ていないのが現状ですが、ではCDCなどの機関はどのように推奨しているのでしょうか？

「季節性インフルエンザウイルス感染を制御するためのマスクの使用に関する暫定ガイダンス」というタイトルでCDCがまとめていました[1]。

以下に翻訳して引用します。

医療施設

症状のある又は感染した患者

地域で急性呼吸器感染症が増加している時は、咳をしている患者、インフルエンザの疑いのある患者は個室に隔離されるまでマスクを着用するべきである。

医療従事者

インフルエンザ患者の約1.8 m以内にいる医療従事者はマスクを着用す

る必要がある。

抗ウイルス薬の供給が制限されていると予想され、インフルエンザワクチンが入手できない場合（例えばパンデミック期間）などはN95マスクなどを用いることが出来る。

医療施設以外

※インフルエンザウイルスは症状の出る前から排出される為、マスクを着用しても伝播を効果的に制限することはできない。そのため、マスク着用という単一の介入だけでなく、薬やワクチンなど複数の戦略を用いるべきである。

症状のある人

インフルエンザと診断された人、地域でインフルエンザが流行している時に発熱を伴う呼吸器疾患を患っている人は発熱・咳がおさまるまで家にいるべきである。

症状がある時に外に出なければないらない場合、公共の場所ではマスクの着用を考慮する必要がある。

インフルエンザ合併症のリスクが高い人を含むワクチンを接種していない症状のない人

現時点では、合併症の危険性が高い人を含む症状のない人がインフルエンザ感染を防ぐためにマスクを使用することは推奨しない。

簡単にまとめると

- 病院などではインフルエンザ患者（又はその疑いのある患者）と対応するスタッフはマスクを着ける
- 地域では基本的にマスクは着ける必要はないが症状のある人が外出する際は考慮する

という感じでしょうか。

マスクの有効性について吟味する際、大まかに「医療施設」と「地域」で分

けて考える必要がありそうですが、やはり一般集団においてはマスクの使用は
あまり推奨されていないようです。

　では、実際に主な論文を読んでいきましょう。

　病院で働く医療従事者を対象に、風邪をアウトカムにマスク着用とマスク無
しで比較した研究があります。

　この研究では、日本の三次医療機関の医療従事者を2つのグループ（マスク着
用グループ or 着用しないグループ）に無作為に分けました（風邪っぽい人や抗
菌薬服用している人は除外）。

　参加者は、人口統計、健康習慣、および生活の質に関する情報を提供し、2008
年1月から77日間連続して毎日症状を記録しました。また、風邪の有無は自己
申告症状尺度に基づいて判定されました。

　その結果、 32人の医療従事者が試験を完遂しましたが、風邪の発生は両グ
ループそれぞれ1人ずつと差は見られませんでした。また、解析するとマスク
着用グループの被験者は研究期間中に頭痛を経験する可能性が有意に高い
（P＜0.05）という結果が得られましたが、この研究はサンプルサイズが非常に
小さく、また、病院外でのマスク着用については不明であることからも、再現
性の低い差であると言えそうです。

　ちょっとこの研究から言えることは少なそうですね。他の研究を見てみま
しょう。

　病院で働く医療従事者の感染予防におけるマスクとN95マスク（微粒子濾過
効率が95％以上のマスク）の有効性を比較した研究があります　　。この研究
では参加者を
①メディカルマスクグループ
②N95マスクグループ（フィットテスト済）
③N95マスクグループ（フィットテスト未）
　の3つのグループに振り分けました。

また、それとは別に対照グループとして日常的なマスク着用をしていなかった医療従事者も募集し、前向きに調査しました。

　エンドポイントはPCRで確認された感染・定着（肺炎連鎖球菌、百日咳菌、肺炎桿菌、肺炎マイコプラズマ、インフルエンザ菌B型）。

　その結果、細菌定着率はN95群で2.8％（P=0.02）、メディカルマスク群で5.3％（P＜0.01）、対照群で7.5％（P=0.16）でした。N95マスク群は、細菌の定着に対して有意に防御的でした（aRR 0.34, 95％CI：0.21-0.56）。

　加えて、2種類の細菌またはウイルスと細菌の共感染は、最大3.7％の医療従事者に発生し、N95群で有意に低いという結果になりました。やはりN95マスクは感染・定着予防に有効な手段なのかもしれません。

　その他にもN95マスクの有効性を示す同様の研究があります ［4］。その一方で、インフルエンザにおいてはサージカルマスクはN95マスクの効果とあまり変わらないのではないかという研究があります ［5］。インフルエンザ感染予防のためのN95マスクと比較したサージカルマスクの有効性に関するデータは乏しいという現状に加えて、N95マスクがパンデミック時に不足し多くの国で利用できなくなる可能性を考えると、サージカルマスクの有効性を知ることは公衆衛生上重要であるという背景もあってこの研究が行われたようです。

　この研究は、オンタリオ州の8つの三次医療病院の救急、内科、小児科の446人の看護師を対象とした非劣性ランダム化比較試験で、介入として、2008〜2009年のインフルエンザシーズン中に熱性呼吸器疾患の患者にケアを提供する際、フィットテスト済みのN95マスクまたはサージカルマスクに割り当てを行い実施されました。

　プライマリーアウトカムはPCRまたは血球凝集素価の4倍の上昇によって確認されたインフルエンザ発症です。

　その結果、446人の看護師が無作為に介入を割り当てられました（225人がサージカルマスク、221人がN95マスク）。

　インフルエンザ感染はサージカルマスク群で50人（23.6％）、N95マスク群で48人（22.9％）に起こり（絶対リスク差：−0.73％; 95％CI, −8.8％-7.3％; P=.86）、サージカルマスクはN95マスクに対して非劣性という結果が得られま

した。

　普通に考えたら前述の研究のようにN95マスクの方が保護効果は高そうですが、この研究ではサージカルマスクが非劣性であることが示されました。

　では、ここで一旦マスクの細菌・ウイルス捕捉メカニズムについて整理しましょう。

　一般的にサージカルマスクは直径5 μm以上の粒子を捕捉することが出来るとされていますが、細菌の大きさは約1 μm、ウイルスの大きさは約0.02〜0.1 μmです。そのまま考えるとサージカルマスクを通過しそうですよね。

　では何故マスクが有効であるとされているのかと言うと、くしゃみや咳をした時は水分が含まれているため、純粋な細菌・ウイルスの大きさよりもかなり大きな水滴になっていることに由来しています。

　つまり、くしゃみや咳で飛散する"しぶき"であればサイズが大きいのでサージカルマスクで十分に補足できるということです。

　これが「サージカルマスクは"マスクを装着している人を守るもの"ではなく"マスクを装着した人からしぶきが飛散するのを防ぐもの"」と言われる所以です。

　一方、N95マスクは基本的に「自分にうつらないようにするため」に使用します。

　こういったことを考えるとますますこの研究の結果に「何故差が無いの？」と感じそうですが、著者らは（意訳すると）「どちらのマスクでも発病率が同じということはサージカルマスクでも補足できるほどの粒子の大きさだったのではないか」と考察しています。

　また、N95マスク使用のコンプライアンスが悪かったのではという指摘も考えられますが、オンタリオ州では過去にSARSが流行し、それから個人防護具の使用に関して政府に厳しく監査されているようで、この研究でもコンプライアンスは良かったとのことです。

　他には、機序を考えると患者本人がマスクを着用していたのか否かも結果に大きく影響しそうです。

　ちなみに、医療従事者の呼吸器感染に対するフェイスマスクの保護効果を定量化したシステマティックレビュー＆メタアナリシスがあるのでご紹介します[6]。

この研究では、

- 医療従事者を対象とした査読付きのRCTと観察研究が組み入れ
- 介入は全ての呼吸器個人防護具（rPPE）
- アウトカムは臨床所見 or 検査で確認された呼吸器アウトカムリスクのrPPE による減少効果

等の条件で言語・時間の制約なしにPubmed、Web of Science、EMBASEで検索しています。

時間・言語の制約が無いのでその点でバイアスリスクが低いと言えます。

また、2人の著者が独立して研究を選択し、意見の相違があった場合には3人目の著者に相談するという手法もバイアスリスクを低減させているでしょう。

その結果、最終的に6つのRCTと23の観察研究が含まれました。

出版バイアスについては、一方向に偏った結果の研究ばかりが収集されていないかどうかを評価するものであるファンネルプロットが用いられており、それを確認するとバイアスが少ないことが示されています。

ちなみに、それぞれの研究はCochrane Collaboration's Risk of Bias toolを用いてバイアスリスクを評価していました。

2つのRCTでは、rPPEを継続的に着用している医療従事者と、rPPEを便宜的に着用していない医療従事者（つまり、マスクの使用が浸透している現状で「マスクを着けない」という介入は困難なので、「マスクを着けていない時もある医療従事者」を対照群として比較）での呼吸器感染リスクの比較が行われました。

その結果、サージカルマスクまたはN95マスクの着用は、呼吸器疾患（RR 0.59；95％CI:0.46-0.77）およびインフルエンザ様疾患（RR 0.34；95％CI:0.14-0.82）に対して統計学的に有意な防御効果を示しました[注1]。検査で確認されたウイルス感染症（VRI）に対する保護効果については示唆されたものの、統計学的には有意ではありませんでした（RR 0.70；95％CI:0.47-1.03）。

また、4つのRCTは、N95とサージカルマスクの保護効果を比較しており、これらのうち3件のRCTでは、勤務シフト中のrPPEの使用が明記されていまし

た。サージカルマスクと比較して、N95マスクは呼吸器疾患に対して有意な保護効果を示した一方で（RR 0.47；95 %CI:0.36 - 0.62）、インフルエンザ様疾患に対する効果は有意ではありませんでした（RR 0.59；95 %CI:0.27 - 1.28）。

[注1]
呼吸器疾患：CRI（clinical respiratory illness）
　発熱
　咳嗽
　咽頭痛
　鼻詰まり
　鼻漏
のうち少なくとも2つ以上同時に症状が出現した場合

インフルエンザ様疾患：ILI（influenza-like illness）
　38℃以上の発熱
　咳嗽、咽頭痛

　やはり手技さえ適切であればサージカルマスクでもある程度の保護効果が期待できそうです。その意味でも医療従事者は勿論ですが患者にマスクを適切に使用してもらうことが出来れば効果は大きいですね。

地域におけるマスクの有効性

　一方、地域におけるマスクの有効性に関する研究はどのようなものがあるのでしょうか？
　いくつかの論文を読んでみたのですが、地域における研究で多い手法には、発熱などで外来受診してインフルエンザなどと診断された患者をindexとして、その患者の世帯員をcontactとして介入するというものがありました。
　それを踏まえていくつか読んでいきましょう。

　2009/10年のパンデミックシーズンと2010/11年のインフルエンザシーズン中に行われたクラスターランダム化比較試験があります　　　。
　対象者を以下の3グループに振り分けました。

①フェイスマスク＋手指衛生グループ（index:n＝28, 接触者: n＝67）
②フェイスマスクのみグループ（index:n＝26, 接触者: n＝69）
③対照グループ（index: n＝30, 接触者: n＝82）

　プライマリーアウトカムは、PCRで確認されたインフルエンザ感染で、セカンダリーアウトカムはWHOによって定義されたインフルエンザ様疾患（ILI：突然の発熱＋38℃を超える体温＋［他に診断のない］咳 or 咽頭痛）の発生でした。
　その結果、対照群と介入群にはPCRで確認されたインフルエンザの発生には統計学的な有意差はありませんでした。

　ただ、この研究では発症から介入までの時間にラグがあるため本当の効果を過小評価している可能性や頻繁な訪問などが参加者の行動に影響を与えているかもしれず、そういった点でリアルワールドを反映していない可能性などが考えられます。
　しかしそういった可能性はあるもの、この研究では差が認められませんでした。
　他の研究も見てみましょう。

　インフルエンザシーズン中に大学の寮に住んでいた1,178人の若年成人を対照としたクラスターランダム化比較試験があります[8]。
　この研究では対象者を以下の3グループに振り分けました。
①フェイスマスク＋手指衛生グループ（n＝362）
②フェイスマスクのみグループ（n＝420）
③対照グループ（n＝396）
　プライマリーアウトカムはILI症状とPCRで確認されたインフルエンザで、研究の結果、 1日のマスク装着時間はフェイスマスク＋手指衛生グループで平均5.08時間、マスクのみグループで平均5.04時間でした。
　その結果、対照群と比較して、フェイスマスク＋手指衛生グループでILI率の有意な低下が観察されました（aRR＝0.25, 95％：CI, 0.07−0.87）。 ただ、対照群と比較した場合、フェイスマスクのみの群では統計的に有意な差は観察されませんでした。

似たような研究は他にもあります。

フェイスマスクと手指衛生の使用がインフルエンザ様疾患（ILI）の発生率を減少させるかどうかを調べた研究があります[9]。2006 〜 2007年のインフルエンザシーズン中に学生寮に住む1,437人の若年成人を対象とした無作為化介入試験が計画されました。

学生は、6週間にわたり、フェイスマスク使用群（n=378）、手指衛生＋フェイスマスク使用群（n=367）、または対照群（n=552）の3つのグループのうちの1つに無作為に割り当てられました。

その結果、対照群（n=177）と比較して、予防接種および他の共変量を調整した後、マスク使用群（n=99）および手指衛生＋フェイスマスク使用群（n=92）では4 〜 6週でILIが35 〜 51％の範囲で有意に減少しました。しかし、フェイスマスクの使用のみでは、対照群と比較してILIが同様に減少しましたが、調整された推定値は統計的に有意ではありませんでした。

インフルエンザウイルスに手指消毒が有効であることは既に分かっていますが、やはり病院などの医療施設だけでなく地域住民においても手指消毒は有効な手法であると言えそうです。ただ、その為には手指衛生に関する適切な教育が必要であると考えられます。

その他にも、マスク着用と手指衛生がインフルエンザの家庭内感染を予防するかどうか評価したクラスターランダム化比較試験があります[10]。対象は外来受診したインフルエンザ様患者407人と794人のその家族で、介入として生活教育 or 手指衛生 or マスク＋手指衛生に振り分けました。

その結果、全体としてはそれぞれに有意差は見られませんでしたが、発症から介入までの時間が36時間未満の場合においてはインフルエンザの発生は少ないという結果が得られました。

PCRに基づくインフルエンザ・症状に基づくインフルエンザ二次発病割合

発症から介入までの時間	インフルエンザの診断	生活教育群 (n=279)		手指衛生群 (n=257)		マスク+手指衛生群 (n=258)		P値
		症例	2次的発病割合	症例	2次的発病割合	症例	2次的発病割合	
すべて	PCR陽性	28	10	14	5	18	7	0.22
	臨床的定義1*	53	19	42	16	55	21	0.4
	臨床的定義2**	14	5	9	4	18	7	0.28
発症36時間未満	PCR陽性	22	12	7	5	6	4	0.04
	臨床的定義1*	42	23	14	11	27	18	0.032
	臨床的定義2**	12	7	5	4	11	7	0.52

* 体温37.8℃以上、咳、頭痛、咽頭痛、筋肉痛のうち2つ以上
** 体温37.8℃以上＋咳or咽頭痛

[10] より作成

　介入までの時間が短いと効果的かもしれないという結果になりましたが、インフルエンザ発症前からウイルスを排出しているのなら今回の結果もどこまで再現性があるかは疑問も残りますね。

　さて、ここまでで地域におけるマスク（＋手指消毒）の効果は研究によって有効だったり差がなかったりと結果に一貫性がありません。

　では地域でN95マスクを使うとどうなのでしょうか？

　インフルエンザ様疾患（ILI）の伝播を予防または軽減するためにサージカルマスク・N95マスク使用の有効性に関するクラスターランダム化研究が行われました[11]。

　登録されたのは16歳以上の成人が2人以上いて、発熱及び呼吸器症状を呈する小児が家庭内にいた世帯で、小児救急と小児科クリニックにより世帯は特定されました。

　401人が適切だと評価されましたが組入基準に合わなかった為256人が除外された結果、145人が以下の3つのグループにランダム化されました。

①サージカルマスクグループ（47家庭・94成人）
②N95マスクグループ（46家庭・92成人）
③マスク非使用グループ（52家庭・104成人）

プライマリーアウトカムは、登録から1週間以内のILIの存在または呼吸器ウイルス感染の検査による診断。

　その結果、ILIはサージカルマスクグループで21/94（22.3％）、N95マスクグループで14/92（15.2％）、そして対照グループで16/100（16.0％）、それぞれ報告され、世帯別および参加者別のITT解析では、グループ間に有意差は見られませんでした。

　N95マスクに効果がないというわけではないでしょうが、やはり地域住民レベルではマスク使用を徹底できない、使用方法が適切ではないという問題が大きそうです。
　研究では実施時に基本的な教育も行われていることがほとんどですので、実際はその傾向はより強そうです。
　ここまでの論文を読んでいると、地域においては少なくともマスク単一の介入はそれほど有効な手法では無さそうですね。
　ただ、咳などの症状のある人が他人に伝播させないようにマスクをつけることはメカニズムを考えてもある程度有効でしょう。また、インフルエンザに罹患した家族を家で看病する人などは効果は不明瞭ではありますが、マスク着用による害が大きくないと考えられることからも使用を考慮してもいいのではないかと思われます。

　ここまでマスクの有効性についてまとめてきましたが、リアルワールドでの効果を判断する時「マスクをつける人はそもそも健康意識が高いかもしれない」という点も考慮すべきなのだろうと思います。
　実際に、マスクの着用がその他の衛生習慣と関連しているのではないかという研究があります[12]。この研究では、Web調査会社に登録されている20歳から69歳までの約3,000人の日本人を募集し、参加者は、前年のインフルエンザシーズン中に個人の衛生習慣を思い出すよう求められました。
　そして、公衆衛生および個人の衛生習慣におけるフェイスマスクの着用と健康行動との関連性を調べました。
　その結果、公共の場所でフェイスマスクを着用することは以下のような衛生

習慣と関連していることが報告されました。

- 頻繁な手洗い（OR：1.67；95％CI：1.34-1.96）
- 時折手を洗う（OR：1.43；95％CI：1.10-1.75）
- 頻繁に混雑を避ける（OR：1.85；95％CI：1.70-1.98）
- 時折混雑を避ける（OR：1.65；95％CI：1.53-1.76）
- 頻繁にうがいをする（OR：1.68；95％CI：1.51-1.84）
- 時折うがいをする（OR：1.46；95％CI：1.29-1.62）
- 感染者との密接な接触を定期的に回避する（OR：1.50；95％CI：1.33-1.67）
- 時折感染者との密接な接触を避ける（OR：1.31；95％CI：1.16-1.46）
- 昨シーズンのインフルエンザ予防接種（OR：1.31；95％CI：1.17-1.45）

過去のことを思い出しているわけですから、それが結果に影響している可能性（想起バイアス）もありますし、Webのこのような研究に参加している人は殊更健康意識が高いのかもしれません。

ただ、マスク装着と非装着で比較しているような観察研究では、インフルエンザの診断などをアウトカムとした場合、マスク以外の健康行動の部分が交絡となっている可能性は考慮すべきでしょうね。

余談的な話になりますが、ご高齢の方では使い捨てのマスクではなく布マスクを使用されていることもしばしば目にします。

医療従事者での布マスクの有効性を検証した研究［13］によると、サージカルマスクと比較してインフルエンザ様疾患リスクが統計的に有意に高い（RR 13.00, 95％ CI 1.69-100.07）という結果になっていました。

また、ある研究では布マスクでは粒子の40〜90％が浸透したと報告されています［14］

こういったことから、そもそも布マスクの有効性が不十分であることに加えて、やはり感染対策で使用するものはできることなら使い捨てが良いのかもしれません。

装着の仕方、外し方などのマスクの適切な使い方も大切ですが、適切なタイミングで使用できるようにすることもとても大切ですね。

COVID-19 について

コロナ禍以前にこのマスクの原稿は書き上げていたのですが、コロナ禍以降、状況は大きく変わりました。

2020年12月時点でどんどん新たなエビデンスが出てきており、現段階でまとめても半年も経てば古い内容になってしまうのかもしれないと思っていたのですが、あまりに内容に重大な影響があるので簡単にCOVID-19に関連したマスクについてのエビデンスをまとめてみたいと思います。

さっそく本題から外れるのですが、マスクの飛沫拡散防止効果などを検証した研究がニュースで流れた時にコメンテーターの方が「こんなマスクの研究が今まで行われていなかったことに驚き」とコメントしているのを見かけました。

これは、コロナ禍以前は（例えば）インフルエンザの発症などがアウトカムとなっていたのに対し、今回のCOVID-19では唾液などの飛沫が大きな影響をもたらしていると考えられているものの、これまでは飛沫に注目した研究が多く行われてこなかったことが理由として考えられるでしょう。

このことだけでもアウトカムが少し変わるだけでまだまだ明らかになっていないことがたくさんあることがよく分かります。こういったことからも、今後も起こりうるであろう多様な問題（新興感染症等も含む）に対処する為にも、様々な専門家が様々な研究をすることは非常に重要であると強く感じられます。

本題に戻りましょう。

このマスクの記事にも書いてあるように、元々は一般市民の街なかでのマスク着用は意義が少ないと考えられていました。

普通に考えれば当然です。ウイルスを排出していない人がマスクをしなくても何も問題は起こらないからです。

　実際に2020年4月にNEJMに掲載された病院におけるユニバーサルマスク（全員がマスクを着けること）の記事［15］でもユニバーサルマスクについて懐疑的な論調でした。この時点でもまだまだユニバーサルマスクにそこまでの有効性があることのコンセンサスは得られていなかったのです。

　しかし、皆さんご存知のように、COVID-19は症状が出現する前から感染性があることが報告されています［16］［17］。非常に厄介な特性です。

　2021年1月の報告［18］では全感染の59％は無症候性感染によるもの（35％は症状出現前感染者によるもので、24％は無症候性感染者によるもの）であると推定されています。

　そして、COVID-19に関してはこの厄介な特性があるために、これまであまり有効ではないと考えられていたユニバーサルマスクが効果的である可能性が出てきたのです。

　実際にドイツからの報告［19］では地域によってマスク装着が義務化されたタイミングが異なっていることを利用して、マスク有り地域と無し地域でCOVID-19の新規感染を比較したところマスク有り地域では45％減少していたことが示されました。

　アメリカからも同様の報告［20］があります。この研究によると、一部の業種（理髪店やネイルサロン等）の従業員のみにマスク着用を義務化した地域ではCOVID-19患者数の減少が大きくなかったことに対して、地域全体を対象にマスク着用を義務化した地域ではCOVID-19患者数が大きく減少したことが示されていました。

　また、この研究ではマスクの着用により230,000〜450,000人の新規発症を回避出来た可能性も推計されていました。

そして病院でのユニバーサルマスクにより医療従事者のCOVID-19陽性率が急減したという、ユニバーサルマスクが地域だけでなく病院でも有効であることを示した報告　　　もあります。

　コロナ禍以降、クラスターが発生して病院機能が停止してしまうというリスクを全ての病院が抱えましたが、ユニバーサルマスクはそのリスクを低減できる可能性があるというわけです。

　加えて、N95マスクやサージカルマスク以外のマスク（布マスク等）は有効性が乏しいとされていましたが、COVID-19の場合は飛沫が大きな影響をもたらしており、飛沫を防ぐ意味ではN95マスクやサージカルマスク以外のマスクでも有効性があることが示されています　　　。

　実際にLancetに掲載されたメタアナリシス　　　でもマスクの有効性が報告されています。

　ちなみに2020年12月にpublishされたWHOのガイダンス　　　でも医療従事者、地域の一般市民において基本的にはマスクの着用を推奨しています（執筆時点での情報ですので詳細は最新版の原文をご確認下さい）。

　このように徐々にユニバーサルマスクのエビデンスが蓄積されていくことで、ユニバーサルマスクの捉えられ方がコロナ禍以前とは大きく変わってきました。

　しかし、例えばワクチン接種が十分に行われるようになり、多くの人が抗体を持つような状況になればまたユニバーサルマスクの捉えられ方は変わるのかもしれませんし、（おそらく）ユニバーサルマスクなどの感染対策により飛沫感染により伝播する感染症が激減している現状　　　を踏まえて「マスクはずっと着けていた方が良いよね」というコンセンサスが得られてユニバーサルマスクが定着するのかもしれません。

　このあたりに関しては今後もどのような報告がなされて、どのようにコンセ

ンサスが形成されていくのか注目していく必要があるでしょう。

Summary

- 医療従事者におけるマスクはコロナ禍以前においても有効
- COVID-19に対しては地域においても病院においてもユニバーサルマスクは有効である可能性がある
- ユニバーサルマスク等によって多くの飛沫感染により生じる感染症が減っていることからもユニバーサルマスクはこれまで考えられていたものより大きな効果をもたらすのかもしれない

参考文献

[1] CDC - Interim Guidance for the Use of Masks to Control Seasonal Influenza Virus Transmission https://www.cdc.gov/flu/professionals/infectioncontrol/maskguidance.htm (2019年2月27日にアクセス)

[2] Jacobs JL, et al. Use of surgical face masks to reduce the incidence of the common cold among health care workers in Japan: a randomized controlled trial. Am J Infect Control. 2009 Jun;37(5):417-9. [PMID : 19216002]

[3] MacIntyre CR, et al. Efficacy of face masks and respirators in preventing upper respiratory tract bacterial colonization and co-infection in hospital healthcare workers. Prev Med. 2014 May;62:1-7.

[4] MacIntyre CR, et al. A cluster randomized clinical trial comparing fit-tested and non-fit-tested N95 respirators to medical masks to prevent respiratory virus infection in health care workers. Influenza Other Respir Viruses. 2011 May;5(3):170-9. [PMID : 21477136]

[5] Loeb M, et al. Surgical mask vs N95 respirator for preventing influenza among health care workers: a randomized trial. JAMA. 2009 Nov 4;302(17):1865-71. [PMID : 19797474]

[6] Offeddu V, et al. Effectiveness of Masks and Respirators Against Respiratory Infections in Healthcare Workers: A Systematic Review and Meta-Analysis. Clin Infect Dis. 2017;65(11):1934–42. [PMID : 29140516]

[7] Suess T, et al. The role of facemasks and hand hygiene in the prevention of influenza transmission in households: results from a cluster randomised trial; Berlin, Germany, 2009-2011. BMC Infect Dis. 2012 Jan 26;12:26. [PMID : 22280120]

[8] Aiello AE, et al. Facemasks, hand hygiene, and influenza among young adults: a randomized intervention trial.PLoS One. 2012;7(1):e29744.

[9] Aiello AE, et al. Mask use, hand hygiene, and seasonal influenza-like illness among young adults: a randomized intervention trial. J Infect Dis. 2010 Feb 15;201(4):491-8. [PMID : 20088690]

[10] Cowling BJ, et al. Facemasks and hand hygiene to prevent influenza transmission in households: a cluster randomized trial. Ann Intern Med. 2009 Oct 6;151(7):437-46. [PMID : 19652172]
[11] MacIntyre CR, et al. Face mask use and control of respiratory virus transmission in households. Emerg Infect Dis. 2009 Feb;15(2):233-41. [PMID : 19193267]
[12] Wada K, et al. Wearing face masks in public during the influenza season may reflect other positive hygiene practices in Japan. BMC Public Health. 2012 Dec 10;12:1065. [PMID : 23227885]
[13] MacIntyre CR, et al. A cluster randomised trial of cloth masks compared with medical masks in healthcare workers. BMJ Open. 2015;5(4):e006577. [PMID : 25903751]
[14] Rengasamy S, et al. Simple respiratory protection--evaluation of the filtration performance of cloth masks and common fabric materials against 20-1000 nm size particles. Ann Occup Hyg. 2010 Oct;54(7):789-98. [PMID : 20584862]
[15] N Engl J Med. 2020 May 21;382(21):e63. [PMID : 32237672]
[16] BMJ. 2020 Oct 23;371:m3862. [PMID : 33097561]
[17] Nat Med. 2020 May;26(5):672-675. [PMID : 32296168]
[18] JAMA Netw Open. 2021 Jan 4;4(1):e2035057. [PMID : 33410879]
[19] Proc Natl Acad Sci U S A. 2020 Dec 3:202015954. [PMID : 33273115]
[20] Health Aff (Millwood). 2020 Aug;39(8):1419-1425. [PMID : 32543923]
[21] JAMA. 2020 Jul 14;324(7):703–4. [PMID : 32663246]
[22] Sci Adv. 2020 Sep 2;6(36):eabd3083. [PMID : 32917603]
[23] Lancet. 2020 Jun 27;395(10242):1973-1987. [PMID : 32497510]
[24] WHO - Mask use in the context of COVID-19: interim guidance, 1 December 2020
      https://apps.who.int/iris/handle/10665/337199
      （2020年1月2日にアクセス）
[25] 国立感染症研究所 - 感染症発生動向調査週報
      https://www.niid.go.jp/niid/ja/idwr-dl/2020.html
      （2020年1月2日にアクセス）

2

感染管理のエビデンス

09

マスク

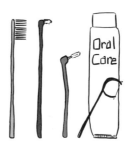

10 ｜ 末梢静脈カテーテルの交換

　臨床（特に病院）で勤務されている看護師のほとんどが「末梢静脈カテーテル」を日常的に使用していることだと思います。本章では特に、いわゆるサーフロー®やスーパーキャス®に代表されるショートタイプの「末梢静脈カテーテル」、「留置針」について取り上げたいと思います。

ガイドラインでの推奨

　末梢静脈カテーテルについてはアメリカのCDC（Centers for Disease Control and Prevention：疾病管理予防センター）が関連のガイドラインを発表しており、多くの病院がそれに準じたルールを決めているのですが、多くの病院で（静脈炎やカテーテルからの感染症等を予防するために）72〜96時間毎に交換する（つまり別の血管に刺し直す）ことが一般的になっているような印象を受けます。

　私が勤めた病院でも定期的に入れ替えていたので、それで良いのだと思っていた時もあるのですが、「うちの病院は場合によっては72〜96時間以上使う」という話を聞いたこと、72〜96時間という時間設定を支持しないという研究を読んだりしたこと、そして何より、「頻繁に行う看護実践をきちんと実際のガイドラインを読まずに行うのは問題があるかもしれないし、何より実際のところガイドラインでどう推奨されているのか気になる」と思ったので、一度しっかりと調べて、改めて「末梢静脈カテーテルは72〜96時間毎に入れ替えた方が本当に良いのか？」についてまとめてみようと思います。

　さて、検索してみるとCDCの2011年のガイドライン "Guidelines for the Prevention of Intravascular Catheter-Related Infections (2011)" ［1］が無料で読めます。

　大きく4つの推奨文がありましたが、それぞれの推奨の度合いが以下のよう

にカテゴリー分けされていました。

【Category IA】
実施のために強く推奨され、うまく設計された実験的、臨床的、または疫学的研究によって強く支持される。

【Category IB】
実施のために強く推奨され、いくつかの実験的、臨床的、または疫学的研究と強力な理論的根拠によって支持される。または限定されたエビデンスに支持され、容認された実践（例：無菌操作）。

【Category IC】
州または連邦の規定、規則、または基準によって要求される。

【Category II】
実施のために提案され、示唆的な臨床研究または疫学研究または理論的根拠によって支持される。

【No recommendation 】
エビデンスが不十分であるか、または有効性に関するコンセンサスが存在しない未解決の問題がある。

末梢静脈カテーテルの交換に関する実際の推奨文は以下の4つです。

1. 成人における感染および静脈炎のリスクを低減するために、72 ～ 96 時間毎よりも頻繁に末梢カテーテルを交換する必要はない。[カテゴリー：IB]

2. 臨床的に徴候が示された場合に限った成人における末梢カテーテルの交換に関した推奨はない。[カテゴリー：未解決の問題]

3. 小児においては末梢カテーテルは臨床的に徴候が示された場合にのみ交換する。[カテゴリー：IB]

4. ミッドラインカテーテルは特定の徴候がある場合にのみ交換する。[カテゴリー：II]

これらが今回のテーマに関する推奨文ですが、ガイドラインでは推奨文1に
あるように「72〜96時間毎よりも頻繁に交換する必要はない」ようです。新人
の頃は「末梢静脈カテーテルは72〜96時間毎に交換するもの」とばかり思っ
ていましたが違いました。しかし、推奨文2を読んでみると、「かといって臨床
的に徴候が示された場合［※］にのみ交換すれば良いというわけでもないかも
しれない」ということも分かります。

> ※ 臨床的に徴候が示された場合、というのは静脈炎や点滴漏れなどが見られ
> る場合のことです。

　思っていたよりも単純な話ではないようです。では実際の論文を読んでいく
ことにします。まずは推奨文1の根拠としている3つの論文を読んでみましょ
う。

72〜96時間までに交換する必要はない？

　1つ目の研究は2種類のカテーテル素材で静脈炎の発生率に差があるか比較
したランダム化比較試験です ［2］。この研究はアメリカの大学病院で行われて
おり、テフロン製（FEP-Teflon）のカテーテルとポリエーテルウレタン製（PEU-
Vialon）のカテーテルの2群に割り付けられ、そして、合計で末梢静脈カテーテ
ル1,054本が対象となりました（この研究では少なくとも12時間以上留置され
た末梢静脈カテーテルを解析しています）。

　調査の結果、カテーテルの平均留置時間はポリエーテルウレタン製カテーテ
ル群で59時間、テフロン製カテーテル群で65時間でした。両群とも、半数以
上のカテーテルが48時間以上留置され、30％程度が72時間以上留置されてい
ました。

　また、カテーテルに関連する局所感染の発生率は以下のように少なく、両群
で同程度で、菌血症の発生はありませんでした。

局所感染発生率

- テフロン製（FEP-Teflon：n=574）：31（5.4％）
- ポリエーテルウレタン製（PEU-Vialon：n=480）：33（6.9％）

そして静脈炎のリスクは日ごとに増加し、カテーテル挿入後4日目までに50％を超えていることが示されました。これらの結果から、この研究では、「静脈炎リスクは長期間留置することでどんどん上がっていくので定期的な入れ替えが必要だろう」というような結論となっていました。

2つ目の研究は前向き観察研究で、大学病院（375床）に入院し、末梢静脈カテーテルを留置された成人患者を対象に静脈炎発生率を評価した研究です[8]。この病院ではカテーテルは炎症兆候があった時は交換するようにしていましたが、良い血管がないような患者の場合、炎症兆候がない限りそのまま留置していることもあったようです。

調査の結果、 1ヶ月間に1,292人の入院患者に合計3,118本の末梢静脈カテーテルが留置され、そのうち、挿入日が分からない場合などを除外した合計2,503本の末梢静脈カテーテルが評価対象となりました。

全体の静脈炎率は6.8％であり、留置時間が72時間の場合と96時間の場合とでの静脈炎率は、統計的な有意差は見られませんでした（3.3％ vs 2.6％、P＝1.000）。

この研究では72時間以上留置出来る可能性があったカテーテルが約300本（72時間でルーチンで入れ替えた215本・96時間まで留置できた61本・96時間以上留置できた19本）あり、これを毎月96時間まで延長することができれば、年間39,600ドルの潜在的なコスト削減が実現できると推算されました。

またその分、末梢静脈カテーテルを入れ替えるための時間を15分節約出来たとすると、年間21,600ドルのコストが節約でき、合計で年間61,200ドルのコスト削減になることが示されました。

72時間留置群と96時間留置群に無作為に割り付けて比較しているというわけではないので、前向き観察研究であることのバイアスはあるものの、この研究では留置時間についてもう少し長くすることが出来るのではないか、という結論となっていました。

3つ目の研究はアメリカの複数の病院が参加したサーベイランスシステムのデータを解析した研究です[9]。

調査の結果、静脈炎発生率は静脈内カテーテル留置1日以内では0.2％でし

たが、6日では5.9％にまで増加していました。

　ただ、3日 vs 4日（P = 0.879）でも、5日 vs 6日（p = 0.868）でも静脈炎発生率に有意差は見られませんでした。

　これらの結果から、「末梢静脈カテーテルの静脈炎リスクは留置後2〜4日間は低いことを示唆されているが、さらなる詳細なデータが明らかになるまではすべての患者で留置後48〜72時間でカテーテルは除去されるべきである」とまとめられています。

　2011年のガイドラインですが、引用しているものはどの研究も意外と古いものばかりですね。ランダム化されていないものもあります。これらの文献を読むと「72〜96時間毎よりも頻繁に交換する必要はない」という少し曖昧な推奨文になってしまう理由もわかるような気がします。

交換に関する推奨はない？

　次に推奨文2で挙げられている研究を読んでみましょう。
※3つ目の研究は、CDCのガイドラインでは2010年の研究を引用していたのですが、 2019年にアップデートされている研究が発表されていたので2019年の方を読んでいます。

　1つ目の研究は316人の患者を対象とした無作為化比較試験です[5]。この研究では、末梢静脈カテーテルの交換を72〜96時間に定期的に行うグループと、臨床的な徴候が見られた時にのみ入れ替えるグループに無作為に割り付けています。

　調査の結果、平均カテーテル留置時間は介入群で108時間、対照群で76時間でした。

　そして静脈炎および/ または閉塞の発生率に統計的に優位な差は見られませんでした（76.8 events per 1,000 device-days vs 87.3 events per 1,000 device-days; P =0.71）。また、血流感染はありませんでした。

　2つ目の研究もランダム化比較試験で、末梢静脈カテーテルをルーチンで入

れ替えるグループと静脈炎・点滴漏れなどの臨床的な徴候が見られた時にのみ入れ替えるグループで比較しています[10]。オーストラリアの三次病院（982床）で行われました。

サンプルサイズは先行研究に基づいて計算され、各群で約380人必要であると算出され、ITT解析を行いました。

適格であると判断された1,620人の参加者のうち、約400人の患者が認知症やせん妄などで精神状態に変化があることが理由で除外されており、また、この他には研究に参加したくない患者（n=159）、重症過ぎる患者（n=190）、言語の壁がある患者（n=123）が除外され、最終的に755人（46.6％）がこの研究の対象となっています。

そして、379人が臨床的に必要な場合のみカテーテル入れ替えグループに割り付けられ、376人がルーチンでカテーテル入れ替えグループに割り付けられました。

また、割り付けにかかわらず、静脈炎、浸潤、原因不明の発熱などの臨床的適応がある場合には、いつでもカテーテルを交換出来ることとしました。

プライマリーアウトカムは静脈炎または点滴漏れに起因するカテーテル抜去、調査の結果、ルーチンで入れ替えグループでは376人中123人（33％）の患者が静脈炎または血点滴漏れによりカテーテルが抜去されたのに対し、臨床的に必要な場合のみカテーテル入れ替えグループでは379人中143人（38％）の患者が抜去され、その差は統計学的に有意ではありませんでした（相対リスク1.15、95％CI：0.95-1.40）。

また、ルーチンでカテーテル入れ替えグループの合計196本（26％）のカテーテルが静脈炎や点滴漏れなどが見られなかったにも関わらず、病院の方針に従って3日後に交換されていました。

ちなみに、輸液関連費用は臨床的に必要な場合のみカテーテル入れ替えグループ（平均36.40ドル）よりもルーチンで入れ替えグループ（平均41.02ドル）の方が高かったことが示されました。

3つ目の研究はコクランにより2019年に発表されたレビュー論文です[11]。

この論文では、末梢静脈カテーテルをルーチンで入れ替えるグループと静脈炎・点滴漏れなどの臨床的な徴候が見られた時にのみ入れ替えるグループで比

較した研究を複数のデータベースで網羅的に検索しています。

　そして、3人のレビュー著者が独立して試験をレビューし、データを抽出しており、コクランの方法を用いてバイアスのリスクを評価しました。

　今回のアップデート（元の論文は2010年に発表されている）では合計9件の試験が含まれ、7,412人が参加していました。そのうち8件の試験は急性期病院で実施され、1件は地域社会で実施されています。

　調査の結果、カテーテル関連血流感染症（CRBSI）を評価した7つの試験（参加者7,323人）によると、臨床適応に応じてカテーテルを交換したグループ（1/3,590）とルーチンにカテーテルを交換したグループ（2/3,733）の間でCRBSIの発生率に明確な差は見られませんでした（リスク比※ 0.61、95％CI：0.08-4.68）。

　すべての試験で血栓性静脈炎の発生率が報告されており、この論文では異質性が高い2つの研究を除外し、7試験（n=7,323）の結果を解析しましたが、血栓性静脈炎の発生率は、臨床適応に応じてカテーテルを交換したグループ（317/3,590）と、ルーチンにカテーテルを交換したグループ（307/3,733）に統計学的に有意な差は示されませんでした（RR 1.07、95％CI 0.93-1.25）。

　また、3つの研究で費用についても調査されており、臨床適応に応じてカテーテルを交換したグループではルーチンにカテーテルを交換したグループよりも輸液関連費用が7ドル程度削減できることが分かりました。

　いずれの研究でもルーチンでの入れ替えの効果を示すことが出来ていないことが分かります。2011年のガイドラインでは、「時間に関しては現時点ではハッキリしたことは分かっていないが、『差がない』という研究ではカテーテル関連血流感染（catheter-related blood stream infection：CRBSI）について検討されていない」と述べられていますが、2019年のコクランの研究では、前述のようにCRBSIについても検討した研究を含んでおり、それも「差がない」という結果になっているので、この辺り次のガイドラインでは変更があるかもしれません。また最近の研究でも似たような結果でした[8][9]。

　ここまでの文献を読むと、時間に関してもう少し許容できるような気もしま

※詳細は巻末の用語一覧を参照

す。

　しかし、CDCは、

> 輸液治療の期間が6日以上になることが見込まれた時はショートタイプの
> カテーテルの代わりにミッドラインカテーテルまたは末梢挿入型中心静脈
> カテーテル（PICC：peripherally inserted central catheter）を使用する。
> ［カテゴリー：Ⅱ］

と推奨しています（引用文献はありません）。

　これはやはり感染症を懸念してのことだと考えられます。事実、末梢静脈カ
テーテル関連血流感染症（peripheral line-associated blood stream infec- tion:
PLABSI）により蜂窩織炎や化膿性血栓性静脈炎を引き起こした事例や、死因に
影響した可能性のある事例なども報告がないわけではありません　　　（とはい
え前述のように臨床適応に応じてカテーテルを交換したグループでもカテーテ
ル関連血流感染症が増加するわけではないことが示されているのであくまで少
数事例なのかもしれませんが）。

　そして、CDCが推奨しているPICCですが、この方法は挿入時の患者さんの恐
怖感も一般的な中心静脈カテーテルを挿入する時よりも少ないことが多いです
し、重大な合併症も起こりにくいとされているので良い方法の一つかもしれま
せん。しかし、高価なこともあり、まだ十分に普及していないような印象を受
けるのも事実です。

　最近では、特定行為に係る研修を受けた看護師や診療看護師（NP：Nurse
Practitioner）は医師の指示の下でPICCの挿入ができるようです。徐々にでも
普及していけばと思いますが、やはりまだ末梢静脈カテーテルの方が一般的だ
と思います。

　しかしその末梢静脈カテーテルの定期的な交換は、

　　　患者の苦痛になる
　　　コストが増大する

- スタッフの仕事量が増える
- 使える血管が少なくなっていく

などのデメリットもあるので、どこまで許容できるのかはこれからのエビデンスの積み重ねが大切なのかもしれません。

　また、「入れ替えなくても変わらないというエビデンスがあるから入れ替えない」というのもやや早計であるように感じます。

　例えば、定期的な入れ替えをしないことで点滴部位の観察が不十分になることも考えられますよね。

　定期的に入れ替えないことに関して、質の高いエビデンスがあることは事実ではありますが、エビデンスに基づいた医療の中で最も重要とされるステップである「情報の適用」、つまり「この研究結果を自分の職場ではどこまでそのまま当てはめられるのか、どの部分は柔軟に修正すべきなのか」についてじっくり考える必要があると思います。

　その現場の意識、空気感、背景、状況等多因子的に考えることが重要になるでしょう。

Summary

- 末梢静脈カテーテルの72〜96時間でルーチンで入れ替えることは推奨されていない
- ルーチンで入れ替えを支持しないという質の高い研究は集積されてきている
- 現場の状況や背景などを多因子的に捉えてどのような運用にするか考えていく必要がある

【参考文献】

[1]　O'Grady NP, et al. Guidelines for the prevention of intravascular catheter-related infections. Clin Infect Dis. 2011;52(9):e162-e93. [PMID：21460264]

[2]　Maki DG, Ringer M. Risk factors for infusion-related phlebitis with small peripheral

venous catheters. A randomized controlled trial. Ann Intern Med. 1991;114(10):845-54. [PMID：2014945]

[3]　Lai KK. Safety of prolonging peripheral cannula and i.v. tubing use from 72 hours to 96 hours. Am J Infect Control. 1998;26(1):66-70. [PMID：9503115]

[4]　Tager IB, et al. An epidemiologic study of the risks associated with peripheral intravenous catheters. Am J Epidemiol. 1983;118(6):839-51. [PMID：6650485]

[5]　Van Donk P, et al. Routine replacement versus clinical monitoring of peripheral intravenous catheters in a regional hospital in the home program: A randomized controlled trial. Infect Control Hosp Epidemiol. 2009;30(9):915-7. [PMID：19637959]

[6]　Webster J, et al. Routine care of peripheral intravenous catheters versus clinically indicated replacement: randomised controlled trial. BMJ. 2008;337(7662):a339. [PMID：18614482]

[7]　Webster J, et al. Clinically-indicated replacement versus routine replacement of peripheral venous catheters. Cochrane Database Syst Rev. 2019;1(1):CD007798. [PMID：30671926]

[8]　Rickard CM, et al. Routine versus clinically indicated replacement of peripheral intravenous catheters: a randomised controlled equivalence trial. Lancet. 2012;380(9847):1066-74. [PMID：22998716]

[9]　Xu L, et al. Clinically indicated replacement versus routine replacement of peripheral venous catheters in China. Int J Nurs Pract. 2017;23(6):10.1111/ijn.12595. [PMID:28990241]

[10]　佐藤昭裕, 他. 末梢静脈カテーテルによる血流感染症の現状.環境感染誌2015; 30(1): 1-6.

2

感染管理のエビデンス

10

末梢静脈カテーテル

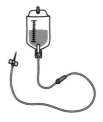

11 | 膀胱留置カテーテル

　膀胱留置カテーテルは急性期病院、療養病院などに関わらず、医療の現場ではよく使われています。主に手術等で正確に水分出納をモニタリングする必要があるケースで用いられることが多いように感じます。

　カテーテルを留置すると水分出納が評価しやすくなるので助かる面もあるというのが多くの看護師の感覚ではないでしょうか。しかしそれが故に安易に使用されたり、漫然と使用され続けていることもあります。

　そして、尿道カテーテルにより生じる大きな問題として「尿路感染症」があります。

　アメリカでの研究では尿路感染症は、感染症のうちの30％を超えていると報告されています [1]。また、ある研究 [2] によると、

- カテーテルが2〜10日間留置されている患者のうち、26％は細菌尿に進展すると予想される
- また、細菌尿患者のうち24％で尿路感染症が発症し、尿路感染症に起因する菌血症は3.6％で発症すると予想される
- そして、尿路感染症では676ドルの費用がかかると予想され、カテーテル関連菌血症は、少なくとも2,836ドルの費用がかかる可能性が高い

と報告されていることからも患者の予後の観点においても、医療経済の観点においても重大な問題であることがよく分かります。

　では、どのようにすれば尿路感染症は予防出来るでしょうか？

　ある病院では尿路感染症予防を目的に尿道カテーテル留置患者には毎日石鹸を用いて陰部洗浄をしているようです。また別の病院では尿道カテーテルを定

期的に交換しています。

しかし、これらはどの程度効果的なのでしょうか？

これらの看護介入はアウトカムに寄与するのでしょうか？

尿道カテーテルのイントロ

まず、そもそもですがどの程度の患者に尿道カテーテルは使用されているのでしょうか？

ある論文[3]によると、総合病院における短期的な使用では一般的に15〜25％程度の使用率とされています。

他の論文も読んでみましょう。

オーストラリアの6つの病院における医療関連尿路感染症およびカテーテル関連尿路感染症（CAUTI：Catheter-Associated Urinary Tract Infection）の有病率を調査した横断研究があります[4]。

公立病院3つ、私立病院3つが対象となりました（n=1109）。

病院の詳細は以下の通りです。

- 2つの公立病院は400床以上で、集中治療室、救急部門（24時間対応）、血液/腫瘍部門、透析室、小児科/婦人科、待機的/緊急手術に対応する機能を有していた
- 1つの公立病院はベッド数が400未満であり、小児科、透析室はなかった
- 1つの私立病院はリハビリテーション病院であり、他の2つは急性期医療と外科手術に対応する機能を有していた

その結果、医療関連尿路感染症および CAUTIの有病率はそれぞれ1.4％（15/1109）および0.9％（10/1109）で、患者の4分の1（26.3％）に尿道カテーテルが使用されていることが分かりました。

先に挙げた論文と同じような結果ですね。

おおよそ4人中1人には使用しているといったところでしょうか。

ちなみに、CAUTIのリスクファクターについて調査した前向き観察研究[5]

2

感染管理のエビデンス

11

膀胱留置カテーテル

207

があるのですが、その研究によると、CAUTI罹患率は便失禁のある症例で4.3/1000-device daysで、便失禁のない症例で1.9/1000-device days（P<0.001）と有意に便失禁患者で多いという結果でした。

また、この研究での解析の結果、便失禁のある症例における「会陰部の毎日の洗浄なし」はCAUTIのリスクファクターである（RR 2.49[95%CI:1.32-4.69,P=0.005]）ということも分かりました。

やはり便失禁患者では尿道付近が便で汚染されてしまい、それが尿路感染症につながるのかもしれません。そう考えると、やはり何らかの形で尿道付近をケアすること（例えば毎日の石鹸による陰部洗浄など）には意義がありそうです。

抗菌剤を用いた尿道口ケアは尿路感染症を減らすのか？

さて、前述のように、尿道付近の汚染はCAUTIのリスクファクターであるなら、尿道口を抗菌剤を用いてケアすればCAUTIを減らすことが出来るかもしれません。
検索してみるといくつか論文がありました。

成人の尿道カテーテル留置入院患者846人を対象とした、異なる陰部洗浄法によるカテーテル関連尿路感染症予防効果について検証したランダム化比較試験があります[6]。
①外尿道口をポピドンヨードで消毒（2回/日）vs 水のみの洗浄
②石鹸で洗浄（1回/日）vs 水のみの洗浄
で比較し、プライマリーアウトカムは「細菌尿（1000コロニー/ml）の検出」としています。

その結果は、
・消毒群では200人中32人（16%）から、対照群では194人中24人（12.4%）から細菌尿が検出された（有意差なし）

石鹸洗浄群では229人中28人（12.2％）から、対照群では18人（8.1％）から細菌尿が検出された（有意差なし）
　50歳以上の抗菌薬を投与されていない女性では処置群で有意に細菌尿の検出が多かった（P＝0.002）

というものでした。
　さて、この研究では有意差なしという結果になりましたが、それ以上に一つ気になることがあります。
　それは、プライマリーアウトカムが「細菌尿の検出」という点です。
　勿論、冒頭で述べたように、細菌尿から尿路感染症、菌血症に進展するケースもありますが、このアウトカム自体は代用のアウトカムですよね。細菌尿そのものが臨床的にどれだけ問題になるのかということも考える必要がありそうです（勿論、妊婦などの無症候性細菌尿であっても治療を要するケースもありますが）。
　本当なら細菌尿の検出ではなく「尿路感染症の発生」などで比較するべきではないでしょうか（そうするとイベント発生がかなり少なく効果を検出するにはかなりのサンプルサイズが必要になりそうですが［仮にそうであるなら、そのようにして人海戦術で得られた有意差にどれだけ意義があるのかということも考える必要が…］）。

　まぁ、イベント発生数が少ないと考えられる為に細菌尿をアウトカムとするのが現実的という側面もあるのかもしれないので、とりあえず納得しておくことにします。

　この他にも、pilot studyではありますが、ICUの尿道カテーテル留置患者に対して消毒薬を用いた外尿道口ケアをするとCAUTIを予防できるのかどうかを調査した研究があります　　。
　この研究では、130人を以下の5グループに振り分けました。
(1) 9％イソジンで1回/日消毒（n=25）
(2) 9％イソジンで2回/日消毒（n=25）
(3) 4％クロルヘキシジンで1回/日消毒（n=25）

(4) 4％クロルヘキシジンで2回/日消毒（n＝25）

(5) 介入なし（対照群）（n＝30）

　アウトカムはCAUTIの罹患で、介入群で16人、対照群で3人が尿路感染症を発症するという結果になりました。

　内訳は記載がないので分かりませんが、CAUTIの罹患率は、介入群で100人中16人なので6.25％、対照群で30人中3人なので10％、よって対照群で多い傾向にあるものの大きな差はないように感じます。

　ただ、この論文では（私の拙い英語読解力では）ランダム化についてハッキリしない点と、「介入なし（対照群）」の具体的な内容が不明な点が気になりました（文中には「no intervention」と記載がありましたが流石に何も介入していないというのは倫理的に考えにくいので）。

　他にも、消毒薬ではなく抗菌クリームを用いた研究があります。

　1つ目は、成人で尿道カテーテル留置期間が2〜30日の747人の患者が対象のランダム化比較試験です [8]。

　この研究では、介入群は複合抗生剤クリームをカテーテル挿入の初日から1日3回カテーテル挿入部（尿道口）に塗布し、対照群は入浴時にスタッフがカテーテル表面から汚れを除去するというケアを受けました。

　その結果、介入群で細菌尿が368人中26人（6.8％）、対照群で364人中37人（10.1％）と少ない傾向にあるものの有意差は見られませんでした。

　2つ目は、入院患者696人（平均年齢：約62歳，尿道カテーテル平均留置期間：約4日，抗菌薬使用：約83％）を対象としたランダム化比較試験です [9]。この研究では、すべての患者は軟膏の塗布以外にも毎日の入浴中にカテーテルチューブの汚れの除去等の通常の看護を受け、介入群ではこれに加えて尿道口に1日2回1％スルファジアジン銀クリーム（e.g.ゲーベンクリーム）を塗布されました。

　細菌尿の全発生率は介入群で11.4％（38／332）、対照群で13.2％（48／364）と、有意差なしという結果になりました（OR 0.85，95％CI：0.53-1.37，P＝

0.56)。

　ことごとく抗菌剤を用いた外尿道口ケアは尿道カテーテル留置患者の
CAUTIを減らさないという結果であることが分かりました。

　では、カテーテルを定期的に交換するのはどうでしょうか？

定期的な交換は尿路感染症を減らすか？

　タイのSiriraj Hospitalという病院で行われた研究があります[10]（ちなみに
この病院はタイで最も古く大きな病院だそうです。なんとベッド数は2300！
[11]）。

　この研究では、入院患者で3日ごとに尿バッグを交換する患者と尿バッグ交
換をしない患者でCAUTIの罹患率を比較しました。

　3日間以上尿道カテーテルを留置された153人を、3日間の尿バッグの交換ま
たは変更無しにランダム化し、尿は7日毎、カテーテル抜去日、または患者に
UTI疑いがある日に各患者から採取しました。

　交換なしグループでは尿バッグが裂けたりダメージを受けたりした時にのみ
交換しました。

　その結果、研究対象患者153人のうち、79人が3日間毎の尿バッグ交換に、
74人の患者が変更なしに振り分けられました（交換なしグループの患者1名の
み、14日間使用後に袋が裂けたために交換）。

　そして、CAUTIの発生率は3日毎に尿バッグ交換グループでは13.9％であ
り、交換なしグループでは10.8％（P=0.7）、無症候性尿路感染の発生率は3日
毎に尿バッグ交換グループで36.7％、交換なしグループで36.5％でした
（P=0.9）。

　定期的な交換にも尿路感染症を予防する効果はないのかもしれません。

　この他にも、「閉塞・感染の時のみ交換グループ」と「閉塞・感染時に加えて
毎月交換グループ」を比較した研究がありますが、この研究でも、尿路感染症
の罹患率に有意差は見られませんでした[12]。

もっと言うと、「月1回よりも頻回にカテーテルを交換すると尿路感染症リスクが増加する可能性がある」という論文すらありました [13]。

　うーん…。どうやら頻繁に交換すれば良いというわけでもないようです。

　ちなみにですが、尿道カテーテルを挿入する際に尿道口を消毒するのは一般的なことだと思いますが（キットにも消毒薬が含まれていることも多い）、尿道カテーテルを挿入する際、尿道口周囲を水で洗浄した場合とクロルヘキシジン0.1％で洗浄した場合の細菌尿率を比較した研究 [14] があり、その結果、436人の患者（86.2％, 水群：219, 消毒群：217）のうち38人（8.7％）に細菌尿（>10[6]cfu/L）がみられ、細菌尿率は各群で同等であった（水群：8.2％, 消毒群：9.2％, OR 1.13；95％CI:0.58-2.21）という結果になりました。

　CDC [15] によると「尿道カテーテルの留置に起因する細菌尿の1日当たりのリスクは3〜10％で、30日後には100％に近付く」とされているので、やはり尿道カテーテルという異物を挿入すること自体が感染のリスク要因であり、頻繁に交換したり、尿道口を消毒薬を用いて洗浄したりしたとしても、それらによりもたらされる効果は（仮にあると仮定しても）数字に現れない程度の微々たるものなのかもしれません。

結局「抜けるなら早く抜くべき」ということなのか？

　ここまでの論文を読む限り、既に尿道カテーテルが留置されている患者に対する抗菌剤を用いた尿道口ケアや尿バッグの定期的な交換にはアウトカムに寄与するだけの効果がないように思えます。

　看護介入で尿路感染症を減らせるとしたら、「可及的速やかに尿道カテーテルを抜去する」ということになるのかもしれません。

　しかし、個人的な感覚ですが、看護師は尿道カテーテルを抜去することにどちらかというと抵抗がある人が多いように思います（尿道カテーテルが留置されている方が患者の状態把握がしやすいのである意味当然といえば当然なのかもしれません）。

　そこで、日本のICUにおける尿道カテーテルの使用率とその妥当性の評価を

するための研究が行われました [16]。

　この研究では、独立した観察者が日本の7つのICUにおける尿道留置カテーテルの使用率および臨床的必要性を評価しました。

　適切か否かの判断基準は以下の通りでした。

尿道カテーテルの使用の適切か否かの判断基準（以下の場合適切）

- (1) 長期間安静が必要な患者（骨盤骨折など）
- (2) 重病患者で正確な水分出納モニタリングが必要な患者
- (3) 周術期の患者
  - 泌尿器手術を受ける患者
  - 長時間の手術を受ける患者
  - 術中に大量の輸液が投与される患者
  - 尿量の測定が必要な患者
- (4) 尿閉がある
- (5) 仙骨部や会陰部に創傷がある失禁のある患者
- (6) 終末期で快適さを得るために必要な患者

　その結果、

- 尿道カテーテルの使用率は76％（49〜94％）
- 観察者が「適切な使用」と考えたのは54％（40〜74％）と約半分だった
- しかし現場の看護師は観察者よりも27％多く必要と考えていた

というものになりました。

　やはり必要以上に尿道カテーテルを使用してしまっているのが現状なのかもしれません。

　そして、尿道カテーテル留置は尿路感染症だけでなく、せん妄のリスクファクター（aRR 2.4 [95％CI：1.2-4.7]）であることが報告されています [17]。

　更に、せん妄はpoor outcomeとの関連性が報告されています [18]。

この研究も、ICU患者が対象ですが、「せん妄は、より長いICU在室期間（11.5＋/－11.5日vs 4.4＋/-3.9日）、より長い入院（18.2＋/－15.7日 vs 13.2＋/－19.4日）、より高いICU死亡率（19.7％ vs 10.3％）、より高い院内死亡率（26.7％ vs 21.4％）と関連していた」という結果となりました。

　この他にも、転倒や死亡率、施設入所が増えるという報告もあります[19]。尿道カテーテルにはメリットもありますが、デメリットも大きいですね。そういう意味でも、「目の前の患者が尿道カテーテルの適応なのか妥当性を吟味して、抜けるなら早く抜くのが一番良い」というすごく当たり前な答えに行き着くのかもしれません。

Summary

- 必要以上に膀胱留置カテーテルが使用されている現状がある
- 消毒や定期的な交換の有効性は乏しい
- 不要になれば出来るだけ早く抜去する方が良い

【参考文献】

[1]　Klevens RM, et al. Estimating health care-associated infections and deaths in U.S. hospitals, 2002. Public Health Rep. 2007 Mar-Apr;122(2):160-6. [PMID：17357358]
[2]　Saint S.Clinical and economic consequences of nosocomial catheter-related bacteriuria. Am J Infect Control. 2000 Feb;28(1):68-75. [PMID：10679141]
[3]　Warren JW. Catheter-associated urinary tract infections. Int J Antimicrob Agents. 2001 Apr;17(4):299-303. [PMID：11295412]
[4]　Gardner A, et al. A point prevalence cross-sectional study of healthcare-associated urinary tract infections in six Australian hospitals. BMJ Open. 2014 Jul 29;4(7):e005099. [PMID：25079929]
[5]　Tsuchida T, et al. Relationship between catheter care and catheter-associated urinary tract infection at Japanese general hospitals: a prospective observational study. Int J Nurs Stud. 2008 Mar;45(3):352-61. [PMID：17173921]
[6]　Burke JP, et al. Prevention of catheter-associated urinary tract infections. Efficacy of daily meatal care regimens. Am J Med. 1981 Mar;70(3):655-8. [PMID：7011019]
[7]　Koskeroglu N, et al. The role of meatal disinfection in preventing catheter-related bacteriuria in an intensive care unit: a pilot study in Turkey. J Hosp Infect. 2004 Mar;56(3):236-8. [PMID：15003674]

[8]　Classen DC, et al. Daily meatal care for prevention of catheter-associated bacteriuria: results using frequent applications of polyantibiotic cream. Infect Control Hosp Epidemiol. 1991 Mar;12(3):157-62. [PMID：2022861]

[9]　Huth TS, et al. Randomized trial of meatal care with silver sulfadiazine cream for the prevention of catheter-associated bacteriuria. J Infect Dis. 1992 Jan;165(1):14-8. [PMID：1727882]

[10]　Keerasuntonpong A, et al. Incidence of urinary tract infections in patients with short-term indwelling urethral catheters: a comparison between a 3-day urinary drainage bag change and no change regimens. Am J Infect Control. 2003 Feb;31(1):9-12. [PMID：12548251]

[11]　Siriraj Hospital – Wikipedia https://en.wikipedia.org/wiki/Siriraj_Hospital（2018年7月31日にアクセス）

[12]　Priefer BA, et al. Frequency of urinary catheter change and clinical urinary tract infection. Study in hospital-based, skilled nursing home. Urology. 1982 Aug;20(2):141-2. [PMID：7112816]

[13]　White MC, et al. Urinary catheter-related infections among home care patients. J Wound Ostomy Continence Nurs. 1995 Nov;22(6):286-90. [PMID：8704839]

[14]　Webster J, et al. Water or antiseptic for periurethral cleaning before urinary catheterization: a randomized controlled trial. Am J Infect Control. 2001 Dec;29(6):389-94. [PMID：11743486]

[15]　Guideline for Prevention of Catheter-associated Urinary Tract Infections 2009

[16]　Kuriyama A, et al.Prevalence and Appropriateness of Urinary Catheters in Japanese Intensive Care Units: Results From a Multicenter Point Prevalence Study. Clin Infect Dis. 2017 May 15;64(suppl_2):S127-S130. [PMID：28475778]

[17]　Inouye SK, Charpentier PA. Precipitating factors for delirium in hospitalized elderly persons. Predictive model and interrelationship with baseline vulnerability. JAMA. 1996 Mar 20;275(11):852-7. [PMID：8596223]

[18]　Ouimet S, et al. Incidence, risk factors and consequences of ICU delirium. Intensive Care Med. 2007 Jan;33(1):66-73. [PMID：17102966]

[19]　Inouye SK, et al. Delirium in elderly people. Lancet. 2014 Mar 8;383(9920):911-22. [PMID：23992774]

2 感染管理のエビデンス

11 膀胱留置カテーテル

用語一覧

アウトカム

アウトカムとは「評価項目」「結果」を意味し、アウトカムには様々な種類がある。その研究での主となる評価項目を「**プライマリーアウトカム**」、二番目に重要としている評価項目を「**セカンダリーアウトカム**」という。

また、「死亡」や「心筋梗塞の発生」など誰が評価しても変わらないようなアウトカムを「**ハードアウトカム**」、「再入院」などの人によって微妙に差が生じるようなアウトカムを「**ソフトアウトカム**」という。

そして、例えばコレステロール値が死亡や心筋梗塞の発生などに与える影響を調べようとした際、コレステロール値はあくまで死亡や心筋梗塞の発生の代わりの指標として評価している。この時のコレステロール値のようなアウトカムを「**代用のアウトカム**」「**サロゲートアウトカム**」といい、死亡や心筋梗塞の発生等の最終的に本当に評価したいアウトカムのことを「**真のアウトカム**」という。

バイアス

バイアス（bias）とは「**偏り**」のことであり、バイアスには様々な種類がある。**選択バイアス**は「母集団から標本を抽出した時に生じる偏り」のことを意味し、例えば、高齢者の健康意識について調査したい時、インターネットで募集した場合、対象集団に「高齢でもインターネットが利用でき、そこから調査に参加しようと思うような人」という偏りが生じることになる。

想起バイアスは「思い出しバイアス」ともいい、例えば、褥婦に対して妊娠中の食事について調査する時、健常児を産んだ母親と比べて、重篤な先天異常を抱える児を産んだ母親は妊娠中の食事について多くのことを思い出し、重く受け止めている可能性があり、このような偏りのことを言う。

出版バイアスはネガティブな結果の研究は出版されにくいことにより生じる偏りのことである。その確認として「ファンネルプロット」等が用いられることがあり、これはある関心事についてシステマティックレビュー等を行った際、ポジティブな結果の研究ばかりが収集されていないかどうかを評価するものである。

盲検化（マスキング・ブラインド）

治療内容を事前に知っていることでバイアスが生じる可能性があるため（例えば、「自分は新薬を飲んでいる」ということを知っていると治療効果を過大に評価してしまう可能性がある）、治療内容を知らないようにすることがあり、これを**盲検化**と呼ぶ。そしてこの盲検化にはいくつかの種類がある。

非盲検法：被験者も受けている治療内容を知っている状態
単盲検法：被験者は治療内容を知らず、医療者は知っている状態
二重盲検法：被験者も医療者も割り付けを知らない状態

ITT解析（intention to treat analysis）

その名の通り、「意図された治療」を受けた群を解析する方法のことであり、より簡単に言うと、「治療群に割り付けられた者は"何があっても"治療群として解析する方法」である。この方法の一番の目的は「ランダム化の保持」である。例えば、「医学部に入学したばかりの学生群」と「医学部卒業時の学生群」とでは背景が全く違うことが分かるだろう。卒業まで残っている学生達は、厳しい実習や勉強を乗り越えた、ある意味"選ばれた学生達"ということになる。研究の場合も同様で、研究開始時にランダムに新薬を用いる群と従来薬を用いる群に割り付けたとしても、脱落が多ければ研究開始時と終了時で患者背景が大きく変わっている可能性が高い。つまり、研究開始時には揃っていた患者背景が、解析時には変わってしまっている可能性が高いのである。それによりバイアスがかかってしまい、結果、得られたデータはreal worldを反映しているものとは言えなくなってしまうのである。その為に用いられるのが、ITT解析である。

観察研究・介入研究・クロスオーバー試験

研究はまず「介入するか否か」で分けられ、介入せずにただ観察するだけの「**観察研究**」と治療などの介入をする「**介入研究**」に大別される。

そして、観察研究は一時点を調査する「**横断研究**」、未来に向かって「前向き（prospective）」に研究するものを「**前向き研究**」「前方視的研究」、過去に向かって「後ろ向き（retrospective）」に研究するものを「**後ろ向き研究**」「後方視的研究」という。

介入研究にはいくつか種類があり、代表的なものに、投薬・治療などを受ける「介入群（intervention group）」と治療を受けない（もしくは「従来薬の投薬を受ける」などの）「非介入群（control group）」に割り付けて比較する「比較試験」があり、そして特にその介入群と非介入群を"ランダム"に割り付ける（無作為化、ランダム割り付け（randomization））研究を「**ランダム化比較試験（RCT：randomized controlled trial）**」と呼ぶ。

一般的に、このランダム割り付けはコンピューターで乱数表と呼ばれるものを用いて行われるが、中には被験者の誕生日や患者番号などを用いてランダム割り付けが行われることもあり、そのようなランダム割り付けが行われた比較試験のことを「**準ランダム化比較試験**」という。

また、そのランダム割り付けを患者個人単位ではなく、「地域単位」「施設単位」を行うものを「**クラスターランダム化比較試験**」という。

ここまでの研究では介入群と対照群の２グループに分けて比較していたが、１つのグループで２つの介入の効果を検証するという手法の研究もあり、これを「**クロスオーバー試験**」という。一人の患者が２つの介入を受けるので、一個人の中で介入の効果を比較検証できるというメリットが有る。

メタアナリシス・システマティックレビュー

「**メタアナリシス**」は「メタ解析」「メタ分析」とも呼ばれ、複数の研究を統合することで定量的な評価を行う為の研究手法である。複数の研究結果をまとめている為、一般的に根拠としてのレベルが高いとされるが、それぞれの研究で手法や対象集団にバラツキが大きい（＝異質性が高い）こともあり、メタアナリシスというだけで「エビデンスレベルが高い」と判断するのは早計である。混同されやすいものとして「**システマティック・レビュー**」があるが、これは、例えば誤嚥性肺炎に対する口腔ケアの有効性を調査する時、どんな検索ワードやデータベースを使用するのか、どの言語・期間で出版された研究を対象とするのか等を決めてシステマティック（体系的）にレビューすることで、定性的な評価をするという研究手法である。つまり、システマティックレビューをしているメタアナリシスもあれば、システマティックレビューをしていないメタアナリシスもあり、逆にメタアナリシスにもシステマティックレビューを伴うものとそうでないものとがある。

有意差・P値

コインを投げた場合、表が出る確率も裏が出る確率も本来は50％ずつで「差はない」はずだが、仮に5回コインを投げて5回とも表が出た時（0.03％）、多くの人が「これは単なる偶然ではなく何か理由があるに違いない」と考えるだろう。このように、「差がない」ことを前提とした時にあたかも「差がある」という結果になる確率のことを**P値**と呼び、慣習的にその確率が5％を下回る時は「有意な差であると認めても良い」と判断されている。つまり、論文中に「P＝0.03」というような記載がされていれば「**統計学的に有意な差がある**」と解釈することができる。

ただし、大きく2つ注意しなければならないことがある。1つは「統計学的に有意な差が臨床でも意義の有る差であるかどうかは分からない」ということである。例えば血糖値を下げる新薬が開発されて大規模な研究をしたとして、その結果、血糖値が5 mg/dl下がり、P値が0.01であることが示されたとする。この時、たしかに統計学的には有意な差が得られているが、血糖値が5 mg/dl低下することは臨床的に意義の有る差であると言えるだろうか。このように、臨床でエビデンスを活用する際には、統計学的に有意差が有るかとはまた別に「臨床上意義があるか」という視点でも吟味する必要があるといえるだろう。もう1つの注意点は「P値が小さければ小さいほど介入の効果が大きいという訳ではない」ということである。P値はあくまで「偶然にも差が有るという結果になる確率」のことであり、「P値が小さい＝新薬の効果が大きい」等と解釈することは出来ない。

95％CI（95％信頼区間）

95％信頼区間について厳密な解釈をしようとすると特に初学者には分かり辛いものになることが多々あるが、ここでは「この範囲内に真の値が95％の確率で

存在する」と大まかに理解しておこう。

例えば研究の結果、リスク比2（95％CI：1.5〜5）であることが示されたなら、「この研究ではリスク比2となったが、同じような研究を100回やればそのうちの95回はこの範囲（1.5〜5）にバラつく」ということを意味する。一応、より厳密な解釈も記述しておく。同じような研究を100回行った場合、それぞれの研究で平均値や信頼区間に多少バラツキがある（つまり同じような研究でも厳密には信頼区間はその研究の数だけある）と予想されるが、その「100個の信頼区間のうち95個の信頼区間は真の値を含んでいると考える」というのがより正確な信頼区間の解釈である。

サンプルサイズ

「**研究の対象となる被験者数のこと**」をいう。このサンプルサイズはなんとなくで決定するものではなく、厳密にはサンプルサイズはイベントの発生率や期待される効果量などを元に計算される。多くの場合、論文の「方法」「統計解析」などの項にサンプルサイズの計算について記述されている為、実際に論文を読む際はそこをチェックする必要がある。

大まかには、サンプルサイズが小さいことの問題としては、注目しているイベントの発生数が足りず、介入の差が検出できないこと、一般化可能性が低いこと（つまりサンプルサイズが小さいのでその研究結果を一般化することが難しい）などがあり、逆にサンプルサイズが大きすぎることの問題としては、（詳細は統計書を参照して頂くこととするが）サンプルサイズが大きければ大きいほど信頼区間は狭くなり、統計学的な有意差は検出されやすくなるなどがあることを理解しておく必要があるだろう。

無作為抽出法・層化抽出法

母集団から無作為に標本を抽出することである。例えば1000人の集団に健康調査をしようとした際、1000人全員を調査するのは人手・時間・お金が多くかかってしまう為、その1000人のうちから例えば100人を抽出して調査することで1000人の集団の特性を評価したいとする。この時、被験者の自発性に任せて抽出を行ってしまうと集団の中でも健康意識が高い人ばかり対象となってしまう可能性があるし、研究者が作為的に抽出すれば研究者にとって望ましい結果になるような被験者の選定になってしまう可能性がある。そこで被験者を自発性に任せて抽出したり、研究者が作為的に抽出するのではなく、無作為に抽出することで、より一般化が可能な集団を作り上げることが出来るのである。**層化抽出法**はその無作為抽出法の1つで、例えば母集団の男女比が均等ではなかった場合、その男女比に応じて被験者を抽出する方法である。

リスク比・リスク差・オッズ比・ハザード比

リスク比（相対危険度：RR [risk ratio]）は「ある危険因子の曝露による疾病発生

リスクの比」のことである。例えば、80人の喫煙者グループと100人の非喫煙者のグループがあったとして、肺がん発生が喫煙者グループで10人、非喫煙者グループで2人だったとする。リスク比は「曝露群の疾病発生数÷非曝露群の疾病発生数」で計算できる為、この場合（10÷80）／（2÷100）という計算式になり、リスク比6.25という答えになる。この場合「喫煙者は非喫煙者と比べて肺がん発生リスクが6.25倍高い」と解釈する。このように、リスク比の場合は数字をそのままリスクとして解釈することが出来る。

一方で、**オッズ比**は基本的にはリスク比と同じように解釈することは出来ない点に注意する必要がある。つまり、オッズ比6.25という結果が示されても、「リスクが6.25倍になる」と言うことは出来ず、あくまで効果の方向性としてしか解釈出来ない（オッズ比6.25の場合、曝露によりリスクは増える傾向にあることのみ分かる）。**ハザード比**の計算は更に複雑なものになるが基本的にはリスク比と同じように解釈して差し支えない。

実際の論文では様々な要素を調整したリスク比（**調整リスク比**[aRR]）等が用いられていることもある。

また、**リスク差**という絶対差を評価する指標もある。前述の例で言えば（10÷80）－（2÷100）＝1／10となり、これは10人中1人が曝露により疾病が発生していることを意味する。これだけではリスク差の有用性を十分に理解するのは難しいかもしれないので実例を挙げる。例えば、ピロリ菌除菌の有効性について報告した論文（PMID：28817628）ではリスク比0.67と胃がん発生リスクが33％減少することが示されているものの、リスク差は0.00（95％CI：-0.01～0.00）とほとんど減少していないことも示されている。つまり、比率で見ると効果があるように見えても、実際の差で見ると効果は薄く、効果を示すには非常に多くの人数に介入する必要になることが分かる。

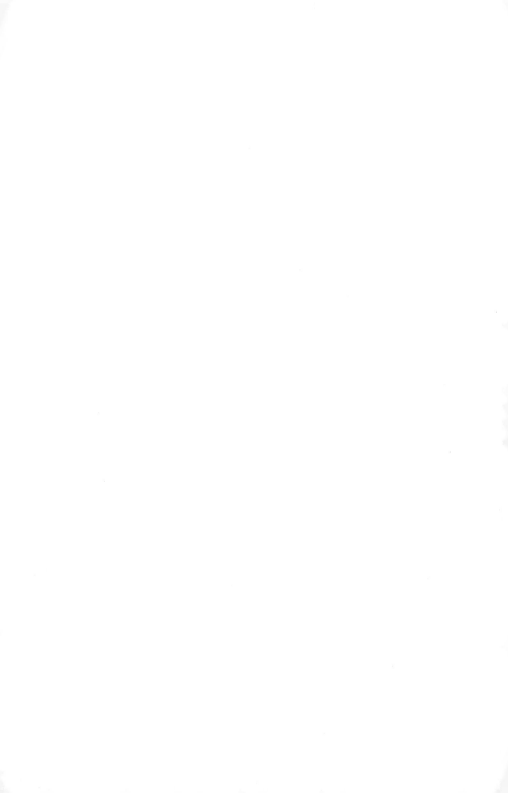

ホントに意味がある？　論文から読み解く
看護のエビデンス 20

2021年3月31日　第1版第1刷 ©

著　者　　古木秀明　FURUKI, Hideaki
発行者　　宇山閑文
発行所　　株式会社 金芳堂
　　　　　〒606-8425 京都市左京区鹿ヶ谷西寺ノ前町 34 番地
　　　　　振替　01030-1-15605
　　　　　電話　075-751-1111（代）
　　　　　https://www.kinpodo-pub.co.jp/
組　版　　株式会社　グラディア
印刷・製本　モリモト印刷株式会社

落丁・乱丁本は直接小社へお送りください. お取替え致します.

Printed in Japan
ISBN978-4-7653-1858-7